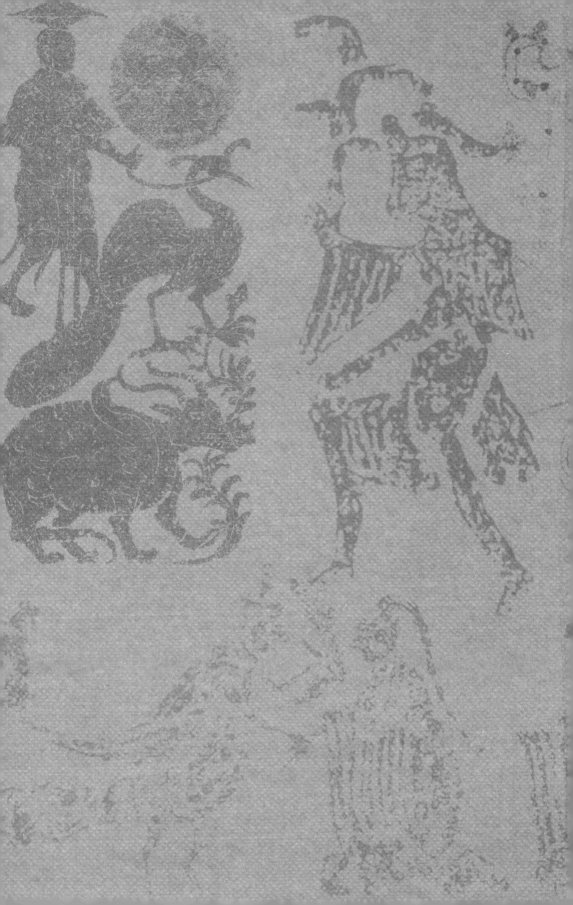

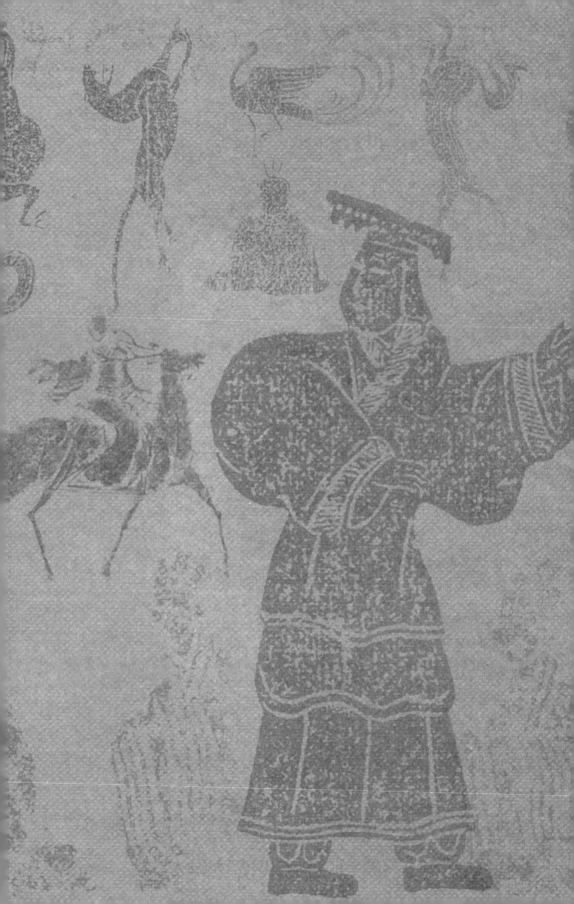

中国古医籍整理丛书

淑景堂改订注释
寒热温平药性赋

清·李文锦　撰

李柳骥　张　戬　肖红艳　校注

中国中医药出版社

·北 京·

图书在版编目（CIP）数据

淑景堂改订注释寒热温平药性赋／（清）李文锦撰；
李柳骥，张戬，肖红艳校注．—北京：中国中医药出版
社，2015.12

（中国古医籍整理丛书）

ISBN 978 - 7 - 5132 - 2414 - 7

Ⅰ.①淑…　Ⅱ.①李…　②李…　③张…　④肖…　Ⅲ.
①中药性味　Ⅳ.①R285.1

中国版本图书馆 CIP 数据核字（2015）第 033703 号

中 国 中 医 药 出 版 社 出 版
北京市朝阳区北三环东路 28 号易亨大厦 16 层
邮政编码　100013
传真　010 64405750
三河市鑫金马印装有限公司印刷
各地新华书店经销

＊

开本 710×1000　1/16　印张 6.75　字数 30 千字
2015 年 12 月第 1 版　2015 年 12 月第 1 次印刷
书　号　ISBN 978 - 7 - 5132 - 2414 - 7

＊

定价 20.00 元
网址　www.cptcm.com

国家中医药管理局
中医药古籍保护与利用能力建设项目
组织工作委员会

主　任　委　员　王国强

副 主 任 委 员　王志勇　李大宁

执行主任委员　曹洪欣　苏钢强　王国辰　欧阳兵

执行副主任委员　李　昱　武　东　李秀明　张成博

委　　　　员

各省市项目组分管领导和主要专家

（山东省）武继彪　欧阳兵　张成博　贾青顺

（江苏省）吴勉华　周仲瑛　段金廒　胡　烈

（上海市）张怀琼　季　光　严世芸　段逸山

（福建省）阮诗玮　陈立典　李灿东　纪立金

（浙江省）徐伟伟　范永升　柴可群　盛增秀

（陕西省）黄立勋　呼　燕　魏少阳　苏荣彪

（河南省）夏祖昌　刘文第　韩新峰　许敬生

（辽宁省）杨关林　康廷国　石　岩　李德新

（四川省）杨殿兴　梁繁荣　余曙光　张　毅

各项目组负责人

王振国（山东省）　　王旭东（江苏省）　　张如青（上海市）

李灿东（福建省）　　陈勇毅（浙江省）　　焦振廉（陕西省）

蔡永敏（河南省）　　鞠宝兆（辽宁省）　　和中浚（四川省）

项目专家组

顾　问　马继兴　张灿玾　李经纬

组　长　余瀛鳌

成　员　李致忠　钱超尘　段逸山　严世芸　鲁兆麟
　　　　郑金生　林端宜　欧阳兵　高文柱　柳长华
　　　　王振国　王旭东　崔　蒙　严季澜　黄龙祥
　　　　陈勇毅　张志清

项目办公室（组织工作委员会办公室）

主　任　王振国　王思成

副主任　王振宇　刘群峰　陈榕虎　杨振宁　朱毓梅
　　　　刘更生　华中健

成　员　陈丽娜　邱　岳　王　庆　王　鹏　王春燕
　　　　郭瑞华　宋咏梅　周　扬　范　磊　张永泰
　　　　罗海鹰　王　爽　王　捷　贺晓路　熊智波

秘　书　张丰聪

前 言

　　中医药古籍是传承中华优秀文化的重要载体，也是中医学传承数千年的知识宝库，凝聚着中华民族特有的精神价值、思维方法、生命理论和医疗经验，不仅对于传承中医学术具有重要的历史价值，更是现代中医药科技创新和学术进步的源头和根基。保护和利用好中医药古籍，是弘扬中国优秀传统文化、传承中医学术的必由之路，事关中医药事业发展全局。

　　1949 年以来，在政府的大力支持和推动下，开展了系统的中医药古籍整理研究。1958 年，国务院科学规划委员会古籍整理出版规划小组在北京成立，负责指导全国的古籍整理出版工作。1982 年，国务院古籍整理出版规划小组召开全国古籍整理出版规划会议，制定了《古籍整理出版规划（1982—1990）》，卫生部先后下达了两批 200 余种中医古籍整理任务，掀起了中医古籍整理研究的新高潮，对中医文化与学术的弘扬、传承和发展，发挥了极其重要的作用，产生了不可估量的深远影响。

　　2007 年《国务院办公厅关于进一步加强古籍保护工作的意见》明确提出进一步加强古籍整理、出版和研究利用，以及

"保护为主、抢救第一、合理利用、加强管理"的方针。2009年《国务院关于扶持和促进中医药事业发展的若干意见》指出，要"开展中医药古籍普查登记，建立综合信息数据库和珍贵古籍名录，加强整理、出版、研究和利用"。《中医药创新发展规划纲要（2006—2020）》强调继承与创新并重，推动中医药传承与创新发展。

2003～2010年，国家财政多次立项支持中国中医科学院开展针对性中医药古籍抢救保护工作，在中国中医科学院图书馆设立全国唯一的行业古籍保护中心，影印抢救濒危珍本、孤本中医古籍1640余种；整理发布《中国中医古籍总目》；遴选351种孤本收入《中医古籍孤本大全》影印出版；开展了海外中医古籍目录调研和孤本回归工作，收集了11个国家和2个地区137个图书馆的240余种书目，基本摸清流失海外的中医古籍现状，确定国内失传的中医药古籍共有220种，复制出版海外所藏中医药古籍133种。2010年，国家财政部、国家中医药管理局设立"中医药古籍保护与利用能力建设项目"，资助整理400余种中医药古籍，并着眼于加强中医药古籍保护和研究机构建设，培养中医古籍整理研究的后备人才，全面提高中医药古籍保护与利用能力。

在此，国家中医药管理局成立了中医药古籍保护和利用专家组和项目办公室，专家组负责项目指导、咨询、质量把关，项目办公室负责实施过程的统筹协调。专家组成员对古籍整理研究具有丰富的经验，有的专家从事古籍整理研究长达70余年，深知中医药古籍整理研究的重要性、艰巨性与复杂性，履行职责认真务实。专家组从书目确定、版本选择、点校、注释等各方面，为项目实施提供了强有力的专业指导。老一辈专家的学术水平和智慧，是项目成功的重要保证。项目承担单位山东中医药大学、南京中医药大学、上海中医药大学、福建中医药大学、浙江省中医药研究院、陕西省中医药研究院、河南省中医药研究院、辽宁中医药大学、成都中医药大学及所在省市中医药管理部门精心组织，充分发挥区域间互补协作的优势，并得到承担项目出版工作的中国中医药出版社大力配合，全面推进中医药古籍保护与利用网络体系的构建和人才队伍建设，使一批有志于中医学术传承与古籍整理工作的人才凝聚在一起，研究队伍日益壮大，研究水平不断提高。

本着"抢救、保护、发掘、利用"的理念，该项目重点选择近60年未曾出版的重要古医籍，综合考虑所选古籍的保护价值、学术价值和实用价值。400余种中医药古籍涵盖了医经、基础理论、诊法、伤寒金匮、温病、本草、方书、内科、外科、女科、儿科、伤科、眼科、咽喉口齿、针灸推拿、养生、医案医话医论、医史、临证综合等门类，跨越唐、宋、金元、明以迄清末。全部古籍均按照项目办公室组织完成的行业标准《中医古籍整理规范》及《中医药古籍整理细则》进行整理校注，绝大多数中医药古籍是第一次校注出版，一批孤本、稿本、抄本更是首次整理面世。对一些重要学术问题的研究成果，则集中收录于各书的"校注说明"或"校注后记"中。

"既出书又出人"是本项目追求的目标。近年来，中医药古籍整理工作形势严峻，老一辈逐渐退出，新一代普遍存在整理研究古籍的经验不足、专业思想不坚定等问题，使中医古籍整理面临人才流失严重、青黄不接的局面。通过本项目实施，搭建平台，完善机制，培养队伍，提升能力，经过近5年的建设，锻炼了一批优秀人才，老中青三代齐聚一堂，有效地稳定了研究队伍，为中医药古籍整理工作的开展和中医文化与学术的传承提供必备的知识和人才储备。

本项目的实施与《中国古医籍整理丛书》的出版，对于加强中医药古籍文献研究队伍建设、建立古籍研究平台，提高古籍整理水平均具有积极的推动作用，对弘扬我国优秀传统文化，推进中医药继承创新，进一步发挥中医药服务民众的养生保健与防病治病作用将产生深远影响。

第九届、第十届全国人大常委会副委员长许嘉璐先生，国家卫生计生委副主任、国家中医药管理局局长、中华中医药学会会长王国强先生，我国著名医史文献专家、中国中医科学院马继兴先生在百忙之中为丛书作序，我们深表敬意和感谢。

由于参与校注整理工作的人员较多，水平不一，诸多方面尚未臻完善，希望专家、读者不吝赐教。

国家中医药管理局中医药古籍保护与利用能力建设项目办公室

二〇一四年十二月

许 序

"中医"之名立，迄今不逾百年，所以冠以"中"字者，以别于"洋"与"西"也。慎思之，明辨之，斯名之出，无奈耳，或亦时人不甘泯没而特标其犹在之举也。

前此，祖传医术（今世方称为"学"）绵延数千载，救民无数；华夏屡遭时疫，皆仰之以度困厄。中华民族之未如印第安遭染殖民者所携疾病而族灭者，中医之功也。

医兴则国兴，国强则医强。百年运衰，岂但国土肢解，五千年文明亦不得全，非遭泯灭，即蒙冤扭曲。西方医学以其捷便速效，始则为传教之利器，继则以"科学"之冕畅行于中华。中医虽为内外所夹击，斥之为蒙昧，为伪医，然四亿同胞衣食不保，得获西医之益者甚寡，中医犹为人民之所赖。虽然，中国医学日益陵替，乃不可免，势使之然也。呜呼！覆巢之下安有完卵？

嗣后，国家新生，中医旋即得以重振，与西医并举，探寻结合之路。今也，中华诸多文化，自民俗、礼仪、工艺、戏曲、历史、文学，以至伦理、信仰，皆渐复起，中国医学之兴乃属必然。

迄今中医犹为国家医疗系统之辅,城市尤甚。何哉?盖一则西医赖声、光、电技术而于 20 世纪发展极速,中医则难见其进。二则国人惊羡西医之"立竿见影",遂以为其事事胜于中医。然西医已自觉将入绝境:其若干医法正负效应相若,甚或负远逾于正;研究医理者,渐知人乃一整体,心、身非如中世纪所认定为二对立物,且人体亦非宇宙之中心,仅为其一小单位,与宇宙万象万物息息相关。认识至此,其已向中国医学之理念"靠拢"矣,虽彼未必知中国医学何如也。唯其不知中国医理何如,纯由其实践而有所悟,益以证中国之认识人体不为伪,亦不为玄虚。然国人知此趋向者,几人?

国医欲再现宋明清高峰,成国中主流医学,则一须继承,一须创新。继承则必深研原典,激清汰浊,复吸纳西医及我藏、蒙、维、回、苗、彝诸民族医术之精华;创新之道,在于今之科技,既用其器,亦参照其道,反思己之医理,审问之,笃行之,深化之,普及之,于普及中认知人体及环境古今之异,以建成当代国医理论。欲达于斯境,或需百年欤?予恐西医既已醒悟,若加力吸收中医精粹,促中医西医深度结合,形成 21 世纪之新医学,届时"制高点"将在何方?国人于此转折之机,能不忧虑而奋力乎?

予所谓深研之原典,非指一二习见之书、千古权威之作;就医界整体言之,所传所承自应为医籍之全部。盖后世名医所著,乃其秉诸前人所述,总结终生行医用药经验所得,自当已成今世、后世之要籍。

盛世修典,信然。盖典籍得修,方可言传言承。虽前此 50 余载已启医籍整理、出版之役,惜旋即中辍。阅 20 载再兴整理、出版之潮,世所罕见之要籍千余部陆续问世,洋洋大观。

今复有"中医药古籍保护与利用能力建设"之工程，集九省市专家，历经五载，董理出版自唐迄清医籍，都400余种，凡中医之基础医理、伤寒、温病及各科诊治、医案医话、推拿本草，俱涵盖之。

噫！璐既知此，能不胜其悦乎？汇集刻印医籍，自古有之，然孰与今世之盛且精也！自今而后，中国医家及患者，得览斯典，当于前人益敬而畏之矣。中华民族之屡经灾难而益蕃，乃至未来之永续，端赖之也，自今以往岂可不后出转精乎？典籍既蜂出矣，余则有望于来者。

谨序。

第九届、十届全国人大常委会副委员长

许嘉璐

二〇一四年冬

王 序

中医学是中华民族在长期生产生活实践中，在与疾病作斗争中逐步形成并不断丰富发展的医学科学，是中国古代科学的瑰宝，为中华民族的繁衍昌盛作出了巨大贡献，对世界文明进步产生了积极影响。时至今日，中医学作为我国医学的特色和重要医药卫生资源，与西医学相互补充、相互促进、协调发展，共同担负着维护和促进人民健康的任务，已成为我国医药卫生事业的重要特征和显著优势。

中医药古籍在存世的中华古籍中占有相当重要的比重，不仅是中医学术传承数千年最为重要的知识载体，也是中医为中华民族繁衍昌盛发挥重要作用的历史见证。中医药典籍不仅承载着中医的学术经验，而且蕴含着中华民族优秀的思想文化，凝聚着中华民族的聪明智慧，是祖先留给我们的宝贵物质财富和精神财富。加强对中医药古籍的保护与利用，既是中医学发展的需要，也是传承中华文化的迫切要求，更是历史赋予我们的责任。

2010年，国家中医药管理局启动了中医药古籍保护与利用能力建设项目。这既是传承中医药的重要工程，也是弘扬优秀民族文化的重要举措，不仅能够全面推进中医药的有效继承和创新发展，为维护人民健康做出贡献，也能够彰显中华民族的璀璨文化，为实现中华民族伟大复兴的中国梦作出贡献。

相信这项工作一定能造福当今，嘉惠后世，福泽绵长。

国家卫生与计划生育委员会副主任

国家中医药管理局局长

中华中医药学会会长

王国强

二〇一四年十二月

马 序

　　新中国成立以来，党和国家高度重视中医药事业发展，重视古籍的保护、整理和研究工作。自1958年始，国务院先后成立了三届古籍整理出版规划小组，分别由齐燕铭、李一氓、匡亚明担任组长，主持制订了《整理和出版古籍十年规划（1962—1972）》《古籍整理出版规划（1982—1990）》《中国古籍整理出版十年规划和"八五"计划（1991—2000）》等，而第三次规划中医药古籍整理即纳入其中。1982年9月，卫生部下发《1982—1990年中医古籍整理出版规划》，1983年1月，中医古籍整理出版办公室正式成立，保证了中医古籍整理出版规划的实施。2002年2月，《国家古籍整理出版"十五"（2001—2005）重点规划》经新闻出版署和全国古籍整理出版规划领导小组批准，颁布实施。其后，又陆续制定了国家古籍整理出版"十一五"和"十二五"重点规划。国家财政多次立项支持中国中医科学院开展针对性中医药古籍抢救保护工作，文化部在中国中医科学院图书馆专门设立全国唯一的行业古籍保护中心，国家先后投入中医药古籍保护专项经费超过3000万元，影印抢救濒危珍、善、孤本中医古籍 1640 余种，开展了海外中医古籍目录调研和孤本回归工作。2010 年，国家财政部、国家中医药管理局安排国家公共卫生专项资金，设立了"中医药古籍保护与利用能力建设项目"，这是继 1982～1986 年第一批、第二批重要中医药古籍整理之后的又一次大规模古籍整理工程，重点整理新中国成立后未曾出版的重要古籍，目标是形成并普及规范的通行本、传世本。

为保证项目的顺利实施，项目组特别成立了专家组，承担咨询和技术指导，以及古籍出版之前的审定工作。专家组中的许多成员虽逾古稀之年，但老骥伏枥，孜孜不倦，不仅对项目进行宏观指导和质量把关，更重要的是通过古籍整理，以老带新，言传身教，培养一批中医药古籍整理研究的后备人才，促进了中医药古籍保护和研究机构建设，全面提升了我国中医药古籍保护与利用能力。

作为项目组顾问之一，我深感中医药古籍保护、抢救与整理工作的重要性和紧迫性，也深知传承中医药古籍整理经验任重而道远。令人欣慰的是，在项目实施过程中，我看到了老中青三代的紧密衔接，看到了大家的坚持和努力，看到了年轻一代的成长。相信中医药古籍整理工作的将来会越来越好，中医药学的发展会越来越好。

欣喜之余，以是为序。

中国中医科学院研究员

马继兴

二〇一四年十二月

校注说明

　　《淑景堂改订注释寒热温平药性赋》系清代医家李文锦撰。李文锦，字襄浥，号治庵、淑景堂主人，金陵（今南京）人，约生活于乾隆年间。其著作还有《医圣张仲景伤寒杂病论》十四卷，《淑景堂眚医杂著》一卷，《医药箴言》一卷，《淑景堂医药集案》一卷，《医家二十四则》。

　　李氏幼习举子业，以授徒自给。为人豪迈不羁，好宾客，广交游，天资颖悟，医卜星相、诗词书画皆学有所成。精研医术，遵守仲景之律而博贯金元诸家之说。因感于世传《珍珠囊药性赋》内容与体例均不完备，故仿其体例，自历代本草中搜择精审，删繁从简，而有《淑景堂改订注释寒热温平药性赋》之作，俾读者学习本草可因浅求深，由近及远。

　　是书载药 228 种，4 卷，分论寒性、热性、温性、平性各药。药多临床常用之品，其论简明扼要，述本草药性多结合临床，详略分明，重点突出，颇便初学。现仅存清乾隆四十一年丙申（1776）三多斋刻本。

　　本次整理以清乾隆四十一年丙申（1776）三多斋刻本为底本，主要采用本校、他校和理校，进行综合校勘。

　　1. 采用现代标点方法，对原书进行重新句读。

　　2. 凡原书中的繁体字，均改为规范简化字。

　　3. 凡底本中因写刻致误的明显错别字，予以改正，出校说明。

　　4. 异体字、古字，径改为通行简化字，不出校记。通假字，一律保留，并出校记说明。

5. 原书中模糊不清、难以辨认的文字，以虚阙号"□"按所脱字数补入。

6. 原书每卷前有"上元眷医治庵李文锦襄浥氏甫著"等字样，今一并删去。

7. 生僻字词，加以简要注音释义。

8. 底本文前有"淑景堂改订珍珠囊药性赋序""序""序"，为明确具体的序，今改为"自序""王序""孙序"。

9. 底本文后有两个"跋"，依底本分别改为"跋一""跋二"。

自 序

　　世传《珍珠囊寒热温平药性四赋》，学医者宗之，以为东垣先生书。夫东垣先生，旷代名儒，医林硕望①，著作种种，胥奉鼎彝②，而是赋中句读声韵聱人齿牙，转折起承滋人拟议③，抑何与先生著作迥不侔④也？岂其代远年湮，好事者李代桃僵⑤，自用者佛头狗尾⑥，借先生名以相炫钦？且所载之药冷僻唯多，科律⑦不次，名曰珍珠，安在其可珍如照乘⑧？即则所望于穿九曲⑨者久矣，望久不获，亦惟置之，殆不烦予一介⑩管窥所可遽倩⑪丹铅⑫、妄加删削也。然而予系医人，与其卖药少暇，涂鸦无异，何如于悬壶市畔，权向囊中作探珠⑬计乎？因不自揣，仍其四赋，按韵以和声，选味以利用，纲列句中，目详注下，俾读者因浅求深、由近及远之有道焉，亦愚之一得也。

---

① 硕望：指有重望的人。
② 胥奉鼎彝：谓都供奉于鼎彝重器里。
③ 拟议：揣度议论。
④ 不侔（móu 谋）：不等同。
⑤ 李代桃僵：原以桃李能共患难，喻弟兄应能同甘苦，此谓以此代彼。
⑥ 佛头狗尾："佛头着粪""狗尾续貂"之略语。佛头着粪，比喻美好的事物被亵渎、玷污。狗尾续貂，比喻以坏续好，前后不相称。
⑦ 科律：指音韵格律。
⑧ 照乘：即"照乘珠"，光亮能照明车辆的宝珠。
⑨ 九曲：九曲珠，一种珠孔曲折难通的宝珠。
⑩ 一介：这个人。
⑪ 倩（qiàn 欠）：请。
⑫ 丹铅：指点勘书籍用的朱砂和铅粉。借指校勘。
⑬ 探珠："探骊得珠"之略语，谓作文能抓住关键。

虽不敢云珠入珠囊而珍之席上，当不为鱼目混矣！是用稽首炉香，问东垣先生以为然否？

　　　　　　　　时乾隆二十九年岁次甲申天长令①前三日

　　　　　　　　　淑景堂主人襄沨李文锦手识

———————————————————————————

　①　天长令：指天长节，农历八月初五，为唐玄宗的生日。

王　序

　　李君襄浥，幼习岐黄之书，熟读深思，穷极蕴奥，见本草诸书之浩博而多岐①也，搜择精审，删繁从简，而有《药性赋》之作。又汇萃群言，自抒心得，而成杂著集成，名曰《思问》，盖将质所疑于人而不敢自是，公所得于世而不敢自私也。闻之古人云：人病疾多，医病道少。盖病不一情，医不一术，苟不达乎阴阳寒暑之变，察乎内外虚实之机，而徒妄逞臆见，拘执成方，其不至圆凿方枘②者几希。方书所传，脉别各殊，彼此互异，苟非条分缕晰，反复辨论，亦未能观其会通以适乎殊途同归之域也。君遵守仲景之律而博贯刘李诸家之说，剖判异同，求其至是。是书之作，固堪薪传曩哲③，津逮④后人矣。而虚怀求益，精进不倦，《箴言》《集案》中三致意⑤焉。倘有越人、淳于者流，把臂入林⑥，订山中之业，永寿世之书，此则李君之志也夫。

乙酉孟冬淞南王蘅序

---

　　① 岐：同"歧"，分歧。

　　② 圆凿方枘：喻彼此不能相合。枘，原作"柄"，据《楚辞·九辩》改。

　　③ 曩（nǎng 囊）哲：先哲。曩，从前。

　　④ 津逮：比喻引导。

　　⑤ 三致意：亦作"三致志"。再三表达其意。

　　⑥ 把臂入林：谓与友人一同归隐。

孙 序

今夫不量其力，不度其才，而徒欲以神吾术之所至者，比天下皆是也，独医人乎哉？然就医言医，其弊亦莫得而究。好奇者务投险径，性傲者喜拂人言，或不学而泥执古方，或迂疏而漫陈己见，阴阳表里疑混罔参，寒热温平纷纭滋构。呜呼！人命几何？颠倒于庸医之手而莫之顾，讵①不冤哉？李子襄湜，业医有年，予始任上元②学谕③时已耳熟其名，因所居较远，未获接谈，嗣予转官南北，益复间阻。今驽马无才，自顾头颅，不堪策励，归拥旧毡，又复待罪斯土。而李子艺益精，名益著，以所纂《思问集》介其友人谒予请序。予惟二竖④时侵，百忧日炫，欲借草木余甘以延我残喘，思与炎圣之徒⑤相追逐也久矣。独是医自《难经》《素问》而后，家著一词，人标一说，疑者讹者，既不能起古人而是正之，即名言晰理，快语赏心，亦不过拾纸上空文，相晤对于元虚溟漠之间已耳。今李子抱书进谒，辨论匪遥，片言只词，可指而诘，岂特喜于五百九十六部⑥之中得分一席也哉！夫医之难，不难于言药，而难于神明于药之中而微参其意；亦不难于言病，而难于斟酌于病之内而

① 讵（jù 巨）：难道。
② 上元：南京古名。唐肃宗上元二年（761），改江宁县为上元县。
③ 学谕：学官名。
④ 二竖：语出《左传·成公十年》"公梦疾为二竖子"，后用以称病魔。
⑤ 炎圣之徒：神农的徒子徒孙，即医者。
⑥ 五百九十六部：即所有书籍。《汉书·艺文志》录书三十八种，五百九十六家。

恰得其真。不然，赵括谈兵，老成结舌；项羽学剑，绳墨何存？吾恐天下之阴被①其毒者不少矣。抑吾闻之，虚则受益，满则招损，疑者虚衷之所出也。李子颜②其集曰《思问》，夫岂有曩所云云诸弊哉！予老鬓蓬松，未尝琼液③稀饭胡麻。鸡鸣峰头，风景如画，请扫埭④上，以待李子，吾还欲以李子之书问诸李子，以为何如？

　　　　时乾隆乙酉十月既望⑤锡山孙洙书于鸡鸣国子旧署

----

① 阴被：暗地遭受。
② 颜：指题字于匾额或书籍封面上。
③ 琼液：道教所谓的玉液，服之长生。
④ 埭（dài 代）：土坝。
⑤ 既望：农历每月十五日为望，十六日为既望。

凡 例

　　一药性显著于历代方书，详备于《本草纲目》。医药部帙可谓浩博，不患乎学医者无书读矣，正患其书之浩博，学医者歧路望洋耳。在敏慧者或不为难，而钝拙者无从致力，又不若先得其浅而近者之为得也。乡传市习相尚乎《珍珠囊药性赋》，治①不厌其读者众，而每异其作者疵②，是以有改订之妄焉。盖欲为由浅由近者：图省力法，删其繁；图爽口法，调其韵；图次序法，节其表里上下；图易知法，注其症药因由也。学医者不鄙而读之，或不致误，其初步也。

　　一改订赋中药仅二百二十，未免过少，然能熟谙不忘，亦足应用，阅者可无憾其不足也。

　　一赋下注解长短不一，不过因药而注，期于达意而已，不必以长短议详略也。

　　一注药之性，每每道及某汤用之、某汤用之者，正欲明白指出，使人阅此而勘及于彼也。

　　一药之所宜，人每考核求详，至于所忌则忽之。要知所忌重于所宜，非细故也。今于注释之外，用一"按"字提明所忌，是望读者切切识之，以免临时乖误也。

　　一改订此赋乃治坐井观天，雷门布鼓③，定为有识者鄙。

---

① 治：作者李文锦，号治庵。
② 疵：缺点。
③ 雷门布鼓：语本《汉书·王尊传》："毋持布鼓过雷门。"颜师古注："雷门，会稽城门也，有大鼓。越击此鼓，声闻洛阳……布鼓，谓以布为鼓，故无声。"后以"布鼓"为浅陋之典。

然治得以自文者，幼而荒落，未习举业，近又卖药市中，嘈嘈聒耳①。此不过愚者千虑，于暂偷闲暇时陆续为之者。其文气不能淹贯及辞不达意处，幸高明之谅我也。

---

① 聒（guō 郭）耳：指声音刺耳。

目　录

卷　一

寒性凡八十四品

诸药识性，先举其寒

识性者，要辨识体，认其药之性味也。药性有寒热温平，各当谙悉。今先举其寒性者言之也。

干葛达阳明肌表

两阳合明，谓之阳明，言在太阳经之次、少阳经之先也。阳明主肌肉，肌肉发热，多自太阳表上入来。干葛乃阳明主药，解其肌肉之热，使仍从太阳表上出去。故病邪专在阳明一经者，有升麻葛根汤；兼着太阳经者，有桂枝麻黄葛根汤；兼着少阳经者，有柴葛解肌汤、柴胡升麻汤。此前贤制方之秘旨也。若病邪尚在太阳，无阳明见证而早用之，未免开门揖盗。亦有竟用葛根芩连解肌汤者，是又预防太阳之邪而先断其入阳明之路也。惟医者临证制宜可耳。

按：干葛乃升阳之药，上盛下虚者服之，宁不实实虚虚乎？足逆吐蛔之变，或亦阶之厉耳。

柴胡当甲胆经关

太阳，行身之背；阳明，行身之前；少阳，行身之侧。少阳者，胆腑之经也。胆属甲木，其经次太阳、阳明而列第三。于经络中，为阴阳之关隘。经曰中正之官，决断出焉①者，外以决其太阳、阳明及本经之阳，不许陷入阴中而发热，内以断其太阴、少阴、厥阴之阴，不许僭②入阳分而恶寒，以中正职之也。及病邪侵之，中正失职，故有少阳往来寒热之见证矣。仲景制小柴胡汤者，以柴胡外升其阳，不使下陷，而拒其阴，不许外出。以黄芩内降其阴，不容上干，而远其阳，不教内入，则恶寒发热可判然矣。然病邪所凑，阴阳既已失调，又恐将来本气之阴阳，或由是而难于和合，故益以半夏为通阴通阳之使，而使和之，正于去邪之顷，早安排邪去之后着矣。又推人参之固元气，甘草之保中州，姜理神明，枣生津液。法之大备于甲胆经关者，孰有过之？其名曰和解者，盖邪入少阳，欲驱之就表，有阳明、太阳之远途，任其入里，有太阴、少阴、厥阴之传递，汗下之法，无可用也。汗下之法无可用，愈知和解之宜，诚尽美又尽善也。但病邪未入少阳而早用之，变为兼经坏证者，不可胜数，医可不辨证乎？

按：柴胡乃左升之药，阴虚火盛者服之，肝肾之血，龙雷之火，俱拔而上，肺何堪乎？非痨瘵音债之剂耶。

---

① 中正之官，决断出焉：语出《素问·灵兰秘典论》。

② 僭（jiàn 见）：超越本分。

荆芥穗理血祛风，能升能散

营行脉中，卫行脉外，营卫者，太阳经表中之表里也。营乃血之气机，卫乃气之气机。但感风热，卫承风病，通于气，营承热病，通于血。或浅见于皮肤，或深渐于经脉者，皆得借荆芥轻宣之品，而升其卫之风、散其营之热也。

薄荷叶搜肝抑肺，除热除燔

肝主风，心主火，风火之令一行，则金水受其燔热。如时当溽暑①，东南噫气转增蒸郁。苟北风一至，亢炎立解。薄荷搜肝风而抑肺火，正如西北凉飙②倏③然而至，何燔热之不除乎？

按：薄荷之除燔热，不过暂救标感，然不免疏泄正气，未可长恃也。

论桔梗则开提胸膈

胸膈而上，界处清阳，岂容一切病邪壅滞痞塞。桔梗具开提之性，入心肺而泻火散寒，利咽喉而清头明目，且为诸药舟楫，载以上浮，图功于至高之分者，其勿舍诸！

主前胡以降泄风痰

风淫致嗽，肝胆之经也。气结为痰，脾肺之证也。不

---

① 溽（rù 入）暑：指盛夏气候潮湿闷热。溽，指夏日天气的湿热。
② 飙（biāo 标）：疾风。
③ 倏（shū 书）：犬疾行貌。引申为疾速。

得降泄之剂，不能除也。前胡解表以去风，消痰而治嗽，见取于杏苏饮者，殆为此耳。

按：前胡宜治新证实证，非此者禁之。

蝉蜕清虚，功司瘾疹

蝉乃土木气化，其质清虚，凡风热之证，皆可主之。举瘾疹者，其一端耳。

钩藤环曲，力抵惊挛

环曲之形，义类惊挛瘛疭，且性平风火，乃小儿客忤良剂也。惟慢脾抽掣，慎勿与焉。

淡豆豉去懊憹，解肌发汗

懊憹不去，肌不解，汗不发，皆病邪蒸罨①音俺故也。以蒸罨之豉，治蒸罨之病，其义可想见矣。

按：病属阳分者，豆豉可投。若病在阴分，已具下证者，一妄投之，燥乱之变，莫可御矣。

黑山栀泻郁火，止衄除烦

气有余便是火，火被郁则犯心肺而为烦衄矣。烦则火在上焦，衄则火凌清道。栀子轻飘象肺，色赤入心，故能泻火而治烦衄也。

按：栀子苦寒，只泻实火，若涉虚者，宜切忌之。

---

① 罨（ǎn俺）：覆盖。

甘菊祛风，清头明目

头目之际，风易干之，致有眩晕、膜翳之疾。菊花备金水之精，故主治焉。

元参壮水，利咽消斑

咽痛斑毒，皆肺病也。正为水虚火旺，以至如此。元参壮水制火，未济而既济矣。

按：元参寒滑，脾虚泄泻者禁之。

痘发亦需大力

痘本胎毒，由脏而腑，由腑而肌，由肌达于皮肤，而见点成痘。如出路有热阻碍，其毒愈盛。牛蒡泻热解毒，行十二经，用之发痘，亦要剂也。

按：牛蒡性冷而滑，血虚便溏者慎之。

咽疼而用射干

痰火实毒，骤犯上焦，以致咽喉急痹，非厉剂难图捷效。射干泻火最速，不亦宜乎？

按：射干能令人虚，暂救则可，毋迭用也。

紫草蠲①红，医疮最易

凡痘疹疮疡，颜色红甚者，热血凝结故也。紫草凉血活血，色以同类相求，凝结者自合蠲^{音捐}解矣。

按：紫草颇能滑肠，脾虚作泻者勿紊施也。

---

① 蠲（juān 捐）：治愈。

银花散热，解毒何难

银花散热解毒，疮科用之固矣。而补虚止渴，治痢除胀，又功之素著者也。

贝母治调心肺

心肺有火，火郁生痰，燥可知矣。贝母苦泻心火，辛散肺郁，泻之散之，正以润之也。

按：燥痰之外，均非贝母所司，误用之者，其害甚矣。

蒌仁荡涤贲阑①

痰气结胸者，郁热在胃也。胃乃多气多血之府，上通飞吸，下贯幽肛。胃之上口，名曰贲门，近乎心肺。胃之下口，名曰阑门，接着小肠。蒌仁荡涤郁热，从贲而下出于阑，胃中垢腻，一并而行，垢腻去而郁热解。小陷胸汤所由作也。

按：蒌仁寒润而滑，中虚无热、肠利者避之。

苦寒连翘，消肿排脓有用

血凝气滞，遂成脓肿，泻火散结，乃其宜也。连翘为疮家圣药，尊其称者，重其任耳。

按：连翘性能衰土，多服则致减食。

---

① 阑：原作"蘭"，据下文改。

甘酸花粉，散痈解渴无惭

泻火自可散痈，润燥必能解渴，花粉不惭，乃职性味甘酸也。

按：花粉禀气清寒，脾虚者不可妄授。

犀角凉心凉胃

犀，水兽也；角，水精也。水能胜火，故泻胃中大热。泻胃即是泻心，实则泻子之义也。犀角地黄汤，主治阳明吐衄、蓄热斑毒等证，皆泻其实火耳。若虚火及孕妇，岂可轻投？

羚羊清肺清肝

羚羊禀木而生，挂木而卧，用之制木，宜矣。制木者，制肝也。肝平则风不扇火，火不刑金，故能退障翳、定惊痫、安魂魄、驻神明耳。

按：厥阴不足者而擅投之，反伐其生生之气矣。

龙胆抑青，热从下降

青者，肝胆之色也。抑青者，抑其肝胆之火也。抑其肝胆之火，则从降而不从升矣。

按：龙胆大苦大寒，非率尔可用之剂也。

灯心导赤，火不高煓①

赤，心色也。心以小肠为腑，导赤者，导其心火由小

---

① 煓（tuān 湍）：火炽盛貌。

肠出也。灯心甘淡而寒，大能抑火下行，不复煸然高僭矣。

按：土虚不能防水、小便频数者畏之。

黄柏知母以相须，阳光镇伏

药当并行而相须者，故纸、胡桃、黄柏、知母之类是也。夫黄柏、知母之功，一语可以概之者，润肾滋阴耳。王冰所谓"壮水之主，以镇阳光"，正此义也。

按：知柏滋阴而制龙火，尺脉不旺、脾胃溏泻者，宜谨用焉。

地骨丹皮而见用，痨瘵除残

地骨退传尸之汗，丹皮除伏火之蒸，皆气血中去邪安正药也。取用之际，各处其当，以远残害可也。

按：二药去邪，乃去五内隐伏之热邪，非去六经感冒之寒邪也。

天麦冬燥金回润

燥金者，金受火灼而燥也。燥则润之，故取天麦二冬以清金益水也。

按：天冬、麦冬，性属清冷，气弱胃寒者，慎勿与焉。

赤白苓湿土应干

脾土本湿，而湿入焉，滋之湿矣。苟欲干之，非利湿不得也。赤白二苓，皆能入土渗湿，又可导湿由小肠、膀胱出，湿去则土自干矣。

按：二苓乃渗利之药，小便不禁、虚寒滑精者慎之。

泽泻猪苓，凿疏决渎

经曰：三焦者，决渎之官，水道出焉。膀胱者，州都之官，精液藏焉，气化则能出矣①。言三焦气化而水得通行如决然也。由决渎而达州都，使水不犯土。土能滤水，藏其精，别其水于膀胱溺窍，俾之顺流而出，自无上泛之患矣。苟为湿热浸淫，水反克土，湿复射金，气化不行，水宽道狭，虽有出窍，水且塞水，故凿疏之法不得不仰赖乎仲景先师五苓之妙义矣。盖肺处上焦，水之高源也；脾处中焦，水之堤岸也；小肠、膀胱，处乎下焦，水之沟洫②也。猪苓上贯肺金，清其源所，中分岐浍③，别出小肠。茯苓沁夫脾湿，泽泻导引膀胱。白术培土，收堤岸之功。肉桂温经，益气化之妙，使水不聚而湿自消，热不生而津自有，何烦蒸咽渴之难平乎？

按：猪苓有泻无补，不宜过用。泽泻利去湿邪，亦合中止，不然恐水后之燥，增他变耳。

车前通草，导引洄湾④

回肠叠折，如水道洄湾。车前、通草⑤能导引湿热，

① 三焦者……气化则能出矣：语出《素问·灵兰秘典论》。
② 洫（xù 蓄）：通水渠道。
③ 岐浍（kuài 快）：小沟。
④ 洄湾：水流弯曲处。
⑤ 通草：原作"木通"，误，据上文题改。

由回肠叠折而出，以成利水之功。

按：二药，孕妇、淋证、汗证并滞重、胃肠虚者忌之。

石膏退热疗肌，渴烦易解

石膏大寒，乃太阳合阳明退热解肌药也。观仲景之青龙、白虎、甘草石膏、竹叶石膏、桂枝二越婢一汤，用来无不合法，有是证，投是药也。若使阴盛格阳，渴非真渴，烦是假烦，一误投之，祸不旋踵，辨之可勿审乎？

滑石通津散暑，府结旋宽

府者，聚也。言邪入六腑，结聚不行，谓之府证也。六一散之散暑暍①、止烦躁、利水道、通津液，皆取其体重气轻，攻湿热于府聚耳。

按：非暑似暑及脾虚肾滑者，孟浪服之，陷而又陷矣。

泻火芩连，实虚检点

芩连苦寒，同入心脾，泻火除湿，故解毒、泻心、左金、香连、凉膈、大柴、小柴诸汤，或合用，或独用，皆泻其实火也。若认虚作实，而误投之，变必蜂起。用之之际，可不大加检点乎？

---

① 暑暍（yē椰）：暑热。

宽中壳实，缓速推般①

枳壳、枳实皆能下气宽中，但枳实性猛而速，枳壳性缓而平，因病制宜，惟医者推般处用可也。

按：枳实宽中，但可施于壮实之人，若气血虚弱者，投之不独无功，且益胀满。

大黄夺传经之秽

传经者，病自六经传来，归并阳明府实，潮热谵②狂，非下不可之证也。故三承气用之行滞，桃仁承气用之导瘀，以大黄有斩关夺门之力、泻热去秽之能耳。

按：下证虽具，有不可妄下者，仲景论中历历指明，当细玩之。

芒硝软结燥而坚

伤寒热邪传里，证见燥实满坚，非承气无以荡涤宿秽。芒硝辛能润燥，咸能软坚，佐下药，有推陈致新之功，存胃阴，有复津滋液之妙。

按：芒硝、大黄性极悍猛，孕妇、虚人必当谨戒。

凉血滋阴，生熟地黄议取

生能凉血，熟则滋阴。吐衄崩中，取生之寒苦；益精补肾，用熟之甘温。惟在临证制宜，定议取法，慎勿生熟

---

① 推般：推究盘点。
② 谵（zhān 沾）：多言。

有违，不加审悉也。

按：生地寒凉，不利胃虚食少；熟地滞泥，最防气郁痰凝。制剂之宜，存乎智者。

平肝止痛，赤白芍药同参

赤白之性颇同，皆可平肝止痛，只玩"白补而收、赤散而泻"二语，可参酌为用矣。

按：芍药性味酸寒，古人尚然告戒，况大苦大寒之药，可尽剂乎？肝属木，春生之象也，以敛为泻，以散为补。藏气过胜，平其有余可也。如本不有余而误伐之，将必枝条尽折，萌芽不发，何以生为？平肝之剂，可妄肆乎哉？苟欲树宁风息，甲乙①森荣，惟当易气平心，消除郁怒，使火不惹风，木不乘土，此正补之泻之妙法也。

山豆根降咽喉火痛

时行风热，上病咽喉，非消风解热之剂不获下降。山豆根泻火保金，咽喉之要药也。

地肤子浴身体风顽

湿久生风，风不离湿，风湿相搏，又成虚热。地肤子利水则湿去，补阴则热消，故内可通淋，外堪浴体也。

荷叶升阳，能教血散

荷叶象震，故可升阳。阳气既升，阴火自降，阴火降

---

① 甲乙：天干与五行相应，甲乙为木，此指肝木之气。

则血亦归经，吐衄可止也。

桑皮泻肺，自尔金安

肺有火邪，生痰作喘。桑皮泻肺，乃泻火邪，非泻肺也。泻去火邪，痰自消而喘自定，金得安宁矣。

胃郁芦根治呃

胃有郁热，呃逆不止，丁香、柿蒂非所宜也。芦根清胃之方已祖见于《金匮》矣。

肝冤竹茹除酸

肝热不舒，乘其不胜，土木交病，上犯为酸。竹茹开胃郁以清肺金，平冤烦①而除血热，上中宽爽，效有宜然。

代赭镇虚，可定心包之噫

病后血虚，心包热逆，噫气不除，非实呃也。赭石重镇虚而赤养血，故会同旋覆以见功也。

旋覆下气，堪除头目之阍②

痰气上结，头目阍然。旋覆下气消痰，有不病因功愈乎？

涩脱宜收罂粟壳

痢至脱肛，虚败不远。若不急为防固，迟则难为矣。故须用粟壳以收之。且功用甚多，不独痢也。

---

① 冤烦：冤抑烦闷。
② 阍（ān 安）：昏乱。

截疟须赖常山

阴出侮阳则恶寒，阳陷入阴则发热，此疟之所以为疟也。从中截断阴阳，不令两相侮陷，而并豁痰止疟者，非常山之功，其谁与归？

侧柏叶血痹待治

血热血虚则为崩淋，血风血湿则为痹痛。柏叶最清血分，其益虚、退热、胜湿、除风自可见矣。

苎麻根狂渴胥删

天行热疾，大渴大狂。苎根解散热瘀，既治渴狂，又平丹毒也。

茜草扑瘀妙剂

跌扑损伤，血每瘀积，瘀积不去，新血不生，茜草专功治此。又吐血、下血所不可缺者也。

茅根吐衄仙丹

心肝火盛，逼血由浊道而吐；肺经火盛，引血由清道而衄。治之者每事苦寒，岂若茅根甘寒之品，除热又能益气，消瘀更不伤中，谓是仙丹，嘉其妙耳。

血痢久延，地榆奏捷

血痢迁延，久而不愈，血中湿热未尽故也。地榆独痊此证，乃清血除湿以奏功耳。

按：地榆性寒，惟气实者可施，否则反有陷下之咎矣。

肠风过甚，槐角非凡

槐角之治肠风，以其性本纯阴，清去肠中风热耳。风热去则血不流而痛亦止矣。如其证挟虚寒，则非对证之药矣。

溺血通淋，萹蓄缓下焦之痛

通则不痛，痛则不通。下焦溺血，痛热成淋，欲通不通之状也，故取萹蓄苦平利便以通之。

发黄利湿，茵陈平水脏之澜

湿热浸脾，发为黄疸，见证固属中宫，取治必由水脏，谓利水以茵陈取效耳。

瞿麦小肠开窍

淋证有五，热淋其一，乃心有热移入小肠、膀胱也。瞿麦破结血而开水窍，故主治焉。然年老气虚之淋，微①参术不可；痰滞中焦之溺，非二陈莫效。临时辨证，岂一例语乎？

石韦水道临官

湿热蒸肺，水之化源不清，湿热聚于小肠、膀胱，水之道路不利。溺淋之证，本端于此。石韦滋化源以利水

---

① 微：没有。

道，益精气而补劳伤，有如哲官①临民，公其赏罚者也。

蒲公英通淋医乳

前阴窍、两乳头俱属厥阴。乳痈发于上，淋证见于下，皆因脾胃湿热传递肝经而起。公英化热解毒，土木攸平，淋可通，乳可治也。

金铃子秘气消丸

气虚则精遗，气堕则丸肿。金铃酸涩，既固秘之，又能消散也。

大戟芫花，破满中之膨胀

水肿水胀，形气俱实者，五苓轻剂，不胜其任矣。故仲景有十枣之制，河间用舟车之丸，皆为满中水急，非厉剂不获成功也。

牵牛甘遂，逐坠道之弥漫

甘遂见用于陷胸汤，牵牛见用于皂角膏、天真丹者，乃古人见证知源，用无不当之妙旨也。岂今人欲肖而不能，既肖而必误者乎？

牛黄清热而痫定

心热火焰，肝热风生，风火动痰，致为惊痫。牛黄专治其证，盖取心肝病物以治心肝也。

---

① 哲官：贤明的官员。

龙骨镇惊而魂还

热扰心肝，神魂莫定，惊烦之证，所由起也。龙之灵，以通神明；骨之重，以镇惊悸。神明通，惊悸定，自尔魂还矣。

固崩癖之余粮，副石脂以获效

崩癖泄痢，有因下后虚脱而致者，非涩药无以建功。仲景石脂、余粮之制，治在下焦，不在中焦也。李先知①云：下焦有病人难觉，须用余粮赤石脂。

散瘿瘤之海藻，佐昆布而才堪

瘿瘤凸起，湿热势强，必软坚破滞之药猛以攻之，方能消散。主海藻而佐昆布，殆为才力相堪耳。

按：二药力猛，不宜叠用，且反甘草，用者慎之。

宽噎荸荠得力

荸荠益气安中，开胃消食。膈噎之证，啖此可宽也。

消瘀藕节增欢

血因郁以致瘀，藕节消瘀而不伤正，不伤正则新血易生，欢心自裕②矣。

---

① 李先知：疑为"李知先"之误。李知先，字元象，号双钟处士，陇西人。宋孝宗乾道中人，撰《伤寒百问》，次韵成歌，便于记诵，因名曰《活人书括》。

② 裕：充足。

却暑解酲①，爱西瓜之冷利

瓜号"天生白虎汤"，冷利可知。以冷利而治暑酲，自无难事矣。

凉心润肺，妙梨汁之甘寒

心肺之间，火痰冲激，饮以甘寒梨汁，自合②清风生而烦蒸退也。

通篇押韵，皆倚寒字之音，并以寒字起，寒字结，欲读者于句落中隐约体会，韵从寒，而知诸药性本寒耳。

---

① 酲（chéng 呈）：病酒。酒醉后神志不清。
② 自合：自应。

卷　二

热性凡四十品

药有热性，又合审详

热病治之以寒，寒病治之以热，相制之理也。前属寒性之药，业经臆释。而药之属热性者，又当审问而详辨之也。

散表邪于羌活

何谓表？太阳经谓之表也。何谓邪？风寒暑湿谓之邪也。表邪者，言风寒暑湿之邪，因人太阳经表上空疏而乘之以入耳。夫太阳一经，自头之睛明至足之至阴，凡一百三十四穴。周行头项腰脊，为六经穴道之最多，居六经肌腠之极外，故邪之客人，多自太阳始，而有头项强、腰脊痛之见证也。羌活乃太阳经药，性温气雄，味辛质薄，散肌表八风之邪，利周身百节之痛，故曰散表邪于羌活也。

按：羌活不为热药，而列之热性之首者，因太阳中风、伤寒及湿证，用之最宜。若施于温病、热病、邪从亢变之证，则不惟不能除其温，而反致增其热矣。故首举既称其功，注性复鸣其忌耳。九味羌活汤中有生地、黄芩者，固为气血泻热，亦未尝不因羌、辛①、苍、芷作对待②地③也。

发营汗以麻黄

太阳乃六经中之首经，六经以太阳为表也。而太阳一经中，又有营卫之分。卫又营之表，营又卫之里也。卫主气，阳也。风为阳邪，客太阳之卫，是以有有汗恶风、脉浮缓之风证，桂枝汤所主者是也。营主血，阴也。寒为阴邪，客太阳之营，是以有无汗恶寒、脉浮紧之寒证，麻黄汤所主者是也。时珍曰：津液为汗，汗即血也。在营则为血，在卫则为汗_{此明营卫中所以为汗之故}。寒伤营，营血内涩，不能外通于卫，卫气闭固，津液不行，故无汗发热而恶寒_{此明寒伤营，所以无汗之故}。风伤卫，卫气外泄，不能内护于营，营气虚弱，津液不固，故有汗发热而恶风_{此明风伤卫，所以有汗之故}。然风寒皆由皮毛而入。皮毛者，肺之合也④_{此明营卫属太阳而太阳又与肺为合也}。盖皮毛外闭则邪热内攻，故用麻黄、甘草同桂枝，引出营分之邪，达之肌表，佐以杏仁泻肺而利气，以发其汗也_{此明无汗恶寒所以要用麻黄汤发汗解表之法}。腠理不密，则津液外泄而肺气虚。虚则补其母，故用桂枝同甘草，外散风邪以救表，内伐肝木以防脾，佐以芍

---

① 辛：原作"莘"，据文义改。
② 对待：对立。
③ 地：地位。
④ 津液为汗……肺之合也：语出《本草纲目·草部·草之四·麻黄》。

药泻木而固土，使以姜枣而和营卫以解肌也此明有汗恶风所以要用桂枝汤解肌之法。

按：麻黄为发汗第一药，苟非真正寒伤营，无汗恶寒，脉浮紧者，切勿妄用。一妄用，变证岂独亡阳溢血而已哉？故仲景《伤寒论》明是汗、下之书，而其中深戒人慎用汗、下之法。学者亟当潜心体认，莫将汗、下看轻忽了也。

桂枝汤，恶风有汗

恶风有汗，应用桂枝之法，已详前注矣，此不赘说。但读前注，有易明者，有不易明者，因再设一譬以明之。盖太阳一经，与肺为合，犹如人家居宅墙壁外围，所以重关防、杜盗贼者也。墙壁损坏，盗贼乘其疏防而来，正如风邪寒邪，袭伤太阳，病及营卫也。经曰：邪之所凑，其气必虚①。非此义乎？又推墙壁内外，可喻营卫之理，可悟麻桂之司。墙之外，卫也；墙之内，营也。寒之伤营，贼入墙内也；风之伤卫，贼在墙外也。贼入墙内，是必开门以逐之。麻黄乃开门逐贼之人也。逐贼之际，防贼伏藏，杏仁乃搜寻伏藏之人也。逐去之后，自合关锁门户，防其复来，桂枝乃关锁门户之人也。贼去门关，一家未定，甘草乃安顿家人，教莫惊慌之人也。伤营为实邪，逐之之法，应如是也。经所谓开鬼门者此耳。至风伤卫，而

---

① 邪之所凑，其气必虚：语出《素问·评热病论》。

曰贼在墙外者，何也？贼在墙外，可不必开门追逐，只索关锁门户，防其内入可耳。桂枝调营理卫，正关锁门户之人也。门关既已外防，什物又当内顾。芍药敛肝收土，正蕴椟①什物之人也。继以生姜似酒，饮之可以壮胆；大枣如饭，食之可以充饥。不怯不饥，什物收而门户闭，再得甘草协和相守，可谓停当安排矣。何物贼邪犹敢正觑耶！比入墙内而待追逐者，自是浅一着矣。不待开门而更欲关门者，已属虚一着矣。伤卫为虚邪，防之之法，合如是耳。所谓桂枝为补虚者此也。由是思之，而麻桂两汤可无紊施之弊矣。

按：麻黄证而用桂枝汤，则闭贼在室，贼无出路，势必抵死争冲，无汗不得用桂枝汤者此也。桂枝证而用麻黄汤，岂不大开门户，任贼来往，劫掠一空，有汗不得用麻黄汤者此也。甚矣，人事之违，医药之误，可胜追悔乎？至于香薷解暑，治贼山墙上而来。五苓导湿，引邪向沟渠而出。明眼慧心人，会得表邪出入，而与之谈药谈医，有何发汗解肌之不入彀②哉！

参苏饮，外感内伤

证有素属内伤而又外感者，散之则碍正，补之则闭

---

① 蕴椟：又作"蕴匵"，包含蕴藏之义。
② 入彀：谓非常投合。

邪。故《元戎①》设参苏饮而两便焉。风寒宜解表，故用苏、葛、前胡；劳伤宜补中，故用参、苓、甘草。紫苏通心利肺，发汗解肌，不为过泄，犹必以人参监之者，可见古人用药有慎心焉。

独活理伏风，头连腰背

羌活，足太阳药，而兼入少阴；独活，足少阴药，而兼达太阳。性味相同，功用颇类。其辨别，只在略深略浅处耳。独活"理伏风"三字，正亚②羌活"理游风"三字也。

按：血虚之人及周身素日疼痛者，二活并宜禁用。

细辛治阴躁，肾及膀胱

狂，热也，阳也。躁，寒也，阴也。阴极似阳，躁似狂也。认躁为狂，失之远矣，辨之当切辨也。细辛，少阴主药，润肾以治躁所必需也。躁定而阴去阳回，肾与膀胱相为表里者，俱得安全矣。

按：细辛味厚性烈，即用只可数分，曾见过用伤人者多矣，慎之慎之！

发汗解肌，应须葱白

白入肺而豁皮毛，叶通中而利肌肉。发汗方中，漫③

---

① 元戎：即《医垒元戎》，综合性医书，十二卷，元王好古（海藏）撰于1237年。

② 亚：次于。

③ 漫：姑且。

曰相使；白通汤内，且①以为君。

散寒止呕，必用生姜

行阳分，祛寒发表；宣肺气，解郁调中。止呕应当另捣，引药原可同煎。

附子温经，救三阴之砥柱

三阴者，太阴、少阴、厥阴也。理中汤，太阴药也。四逆汤，少阴药也。乌梅丸，厥阴药也。皆取附子纯阳，消除阴冷而用之也，非急救三阴之砥柱乎？

按：附子退阴益阳，是为要药。第②阴虚内热、有胎孕者，亟当慎也。

干姜逐冷，整四逆之纲常

四逆者，四肢逆冷也。四肢逆冷，寒中三阴矣。故必干姜振拔阳气，镇夺阴寒，与附子迭为君臣，共相匡济，以成逐冷之功也。

按：干姜大热损阴，所忌亦同附子。

吴茱萸定厥

少阴证，吐利厥逆，烦躁欲死，此肾中阴气上窜，将成危候。故用吴茱萸汤散寒下逆，补土温经，而厥自定矣。

---

① 且：应当。
② 第：只是。

按：茱萸走气动火，阴虚者在所必忌。若至厥阴热厥，所谓热深厥深、热微厥微者，万不可不辨寒热而泛施也。

肉桂扶阳

阳气一分不尽，不死。阴气一分不尽，不仙。阳之尊贵，为何如也？故仲景妙旨，亟要扶阳。王冰所谓益火之源以消阴翳者，先圣后圣，其揆^①一也。

早识砂仁开胃

脾胃气滞，饮食难消。砂仁快气调中，气通中爽而饮食进矣。

按：砂仁固然开胃，频服多服，反有耗气作燥之疵。

曾知肉果充肠

脾胃虚寒，大肠滑泻，四神丸君肉果者，取其充涩大肠、追逐虚冷耳。若湿热初痢者，断不可施。

白蔻宽膨，胃脾豁达

白豆蔻流行三焦，温暖脾胃，服之散气消积，自应膨胀宽舒，凝结者转为豁达矣。

智仁益火，君相平章

君火相火之不平，乃心气命门之不足也。智仁既益心脾，又涩精气，功不愧名者也。

---

① 揆（kuí 魁）：准则。

草果①独匡寒疟

疟来过冷，系太阴独胜之寒。不劫其寒，疟不为止。草果燥湿除痰，乃太阴寒疟之要药也。

小茴专治癞囊

寒湿浸淫厥阴，疝病发于阴器。癞者，肿而坠也。茴香大暖丹田，寒湿可除，肾囊自瘳。

蕲艾安胎，倩叶茎之辛苦

蕲艾叶茎，性皆辛苦，其用著于安胎。然既动之胎尚能保固，则回阳理气、逐湿祛寒以及灸火烧针，诚余技矣。

菖蒲开窍，因性味之芬芳

孔窍不开，声音不发，情因清浊混淆，内外闭隔。菖蒲力能开之，盖恃芬芳性味也。

按：风痰初起，未至癫狂，早服菖蒲，开门揖盗，曾屡见之，表此为鉴。

苏子豁痰，肺脾喘定

感风致嗽，郁湿成痰。痰嗽不除，因而气喘。苏子与叶同功，既可宽中，又能解表。脾肺肃清，痰嗽宁而喘亦定矣。

---

① 草果：原作"草荳"，据下文改。

沉香下气，心腹疼康

升降失宜，气填心腹，疼痛所由作也。沉香下气最速，降内有升，使填塞通而痛自止。

瘀积仗三棱莪术

瘀积者，气血之痞块也。久久不除，未免为害。莪术破气中之血，三棱破血中之气。仗其猛力，破滞消坚，癥瘕不足畏也。但经曰：大实大聚，其可攻也，衰其半而已矣。是在医人消息①为之，未可肆其诛伐也。苟能攻补兼行，统霸道以王道，不亦善乎？

呃逆有柿蒂丁香

致呃之故，原非一端；治呃之药，何止二味。古人已深权②之矣。丁香、柿蒂治寒呃乃正治，治热呃乃从治也。呃之因气滞、因血瘀、因火郁、因失下、因中气大虚、因阴阳冲逆，各当细寻头脑而辨识之。又合向丹溪、时珍、东垣、鹤皋③诸前贤法则中会通治法可也。

川断续筋，并益子宫之冷

筋，肝所司也。子宫，肾之位也。肝肾二脏，乙癸同源。续断以功命名，以其有补肝温肾之力也。

---

① 消息：斟酌。
② 权：比较。
③ 鹤皋：吴崑，明医学家，字山甫，别号鹤皋山人。

申姜①健骨，且止肾泄之溏

肾主骨，骨伤则肾伤。肾乃胃之关，肾虚胃亦虚也。申姜治骨伤，则折瘀自散，补肾虚，则溏泄自止。名曰骨碎补者，其义良可见矣。

秘气山萸，精阳不痿

阴气不秘，精阳必痿。山萸补肾温肝，涩以收脱，见用于肾气丸者，岂小益乎？

补虚枸杞，筋骨胥强

肝肾亏虚，病虞②筋骨，枸杞补益二经，自反亏虚为强健也。

故纸胡桃，通明木火

二药具木火之性，水生木而木生火，木火有通明之象，水火有既济之功，故大补下焦，又通君相也。

苁蓉巴戟，揭起晴旸③

命火一衰，阴翳便作。损精髓，致劳伤，皆由此也。不得晴旸煦照，阳不化阴，阴不生阳，茕④独成矣。苁蓉、巴戟，一壮火而一强精，真有俾于化化⑤生生之道也。

---

① 申姜：骨碎补之别名。
② 虞（yú 于）：忧虑。
③ 旸（yáng 阳）：日出。
④ 茕（qióng 穷）：孤独。
⑤ 化化：化其所化。犹言感化外物。

按：人肾命真火，原天地气化、父母精血、三才大德互媾而成。人生寿夭穷通，皆根乎此先天之道也。至于能保而不伤，则在尊生者之自为，后天之道也。奈世人不究二天，外惹六淫而不知，内感七情而致变，于是寿夭穷通，暗中偷换，有不期然而然者，岂草根树皮之力可以致之者哉？本草所列，苁蓉、巴戟、羊藿、蛇床、芦巴、锁阳、鹿茸、蛤蚧等药，虽可补精壮阳，要可暂而不可久也。况诸药性热能益火，则必衰水，火旺水衰，将见龙翻海底，雷震泽中，燎原之势，不可扑灭，正是伤之又益其伤，保之无从可保，再欲补精壮阳，恐无所措手足矣。曷弗毋竭其精，毋耗其真，以希于上药之养命乎？

杀痷安蛔达下，以川椒益火

痷，痨虫也。蛔，蛔虫也。椒味辛辣，辣可杀虫，且大补命门，使上逆之肾气归位下焦也。

补肝温肾暖腰，用韭子除殃

韭子辛甘，功专肝肾，凡腰府虚冷之疾皆可除也。

鹿头茸，生精补水

精枯髓竭，证属阳虚。鹿茸独补元阳，盖为能通督脉也。

虎胫骨，定痛疗狂

拘挛疼痛，惊怖猖狂，皆风病也。风从虎，虎啸生风，风以治风。胫与骨，义有取焉。

石硫黄，回春妙手

阴寒至极，阳气垂危，不得纯阳大热之药，莫可挽回。硫黄有急救之功，用称妙手。

川草乌，胜湿奇方

湿极生风，风生痰急。欲去风痰，务须胜湿。草乌虽系药中悍剂，却亦湿内奇方也。

乳香托里护心，且伸筋脉

托里者，使毒外出也，护心者，防毒内陷也，且伸筋脉而活血生肌，乳香之斡旋内外，庸可缺乎？

没药散瘀止痛，好愈疽疮

疽疮者，外证之通称也。疽疮发于外，气血凝于中。瘀不散，痛不止也。没药止痛散瘀，疮科之上剂也。

此篇韵用七阳。阳者，热也。读者会之口吻，好为寒凉对待也。

卷 三

温性 凡四十六品

药有温性，医士须通

药之寒热者，已申明之。而介于寒热间者，复有温性，是又当为医者通晓其义也。

颠顶痛，宜藁本

颠顶之上，惟风可到。风为阳邪，头乃六阳之首，风挟寒湿，与阳相搏，是以痛也。药用颠顶之药，以除颠顶之风，故藁本为头痛连脑者所必用也。

周身湿，用防风

周身湿者，谓湿在皮毛、肌表、经络也。皮毛、肌表、经络、身前、身后属于太阳、阳明者多。防风入此二经，祛风胜湿，且是风药润剂，又为诸药卒伍，随引而至，故可为周身用也。

白芷升麻，俱践阳明之域

升麻升阳解毒，白芷散湿祛风，同系阳明药也。一则提清降浊，一则通窍排脓，故内外痧痘诸科，每量才而选用也。

按：升、芷性燥，血虚有火者宜慎之。

香薷扁豆，同登暑暍之宫

肺主皮毛，脾主肌肉。暑暍客之，身见蒸热者，表也。胃属阳土，脾属阴土。湿热侵之，内发吐利者，里也。香薷发越阳气以散外热，扁豆通利三焦而清内热，配以黄连、厚朴，同为暑暍之司，则脉虚、自汗、烦渴、怔忡无不定矣。

蔓荆子治拘挛昏晕

太阳、阳明、厥阴经贯头目筋脉，风热犯之，故有昏晕拘挛证也。蔓荆子轻能散风，辛能散热。头目需为上剂，筋脉亦赖维持也。

明天麻主眩掉惊矇

眩掉惊矇，皆属肝木。肝为风脏，风以召风，风动而痰火随之。大人则头旋眼黑，小儿则客忤惊挛。天麻入厥阴气分，使树宁风息，而诸证自已。

利窍辛夷，鼻无渊塞

胆热移脑则鼻渊，风客于脑则鼻塞。病自他经而来，证在肺窍而见。辛夷，肺药也，散风热以助清阳，通九窍而利关节。肺气一宣，移者不移，客者不客矣。

通关苍耳，涕止头融

风湿风热，上于头脑，致流渊涕，肺之病也。苍耳子上除风热，风热去则湿亦消，湿既消则涕自止。

苍术强脾燥湿，治痰起痿

脾土易湿，湿则滞泥不强，何以运饮食、游津液乎？苍术强脾，谓燥其湿也。至于治痰饮有神术丸，起痿曁合三妙散，以及平胃、越鞠，其功有不止于强脾者，正未易殚述也。

按：燥结之人或燥结之证，宁勿用之可也。

藿香正气和中，定呕开壅

戊己①不和，中宫壅塞，兼感湿热恶气，霍乱诸证作矣。正气散君藿香者，理正气以镇邪气也。邪去正安，斯不愧正气之名矣。

乌药免气邪阻逆

气顺则正，气逆则邪。邪则郁火生痰，于中作阻。严用和制乌药顺气散，其所属诸证皆为气不顺而顺之也。

青皮使肝郁消镕②

风雷起自震巽，忿怒出于肝胆。郁之久而发之暴者，天人一理也。天之郁，郁之以六气，郁之正，虽暴亦正也。人之郁，郁之以七情，郁之不正，故发之亦未必正也。防其发之不正，贵乎治之勿郁。治之勿郁，法在平肝

---

① 戊己不和：即脾胃不和。古以十干配五方，戊己属中央，于五行属土，土分阴阳。戊为阳土，内应足阳明胃经；己为阴土，内属足太阴脾经。

② 镕：引申为融化，融合。

矣。平肝之药，何止青皮？而青皮则入肝疏气药也。肝气得疏，则凡胁痛、乳疼、痞痰、疟痢、疝核等证之成于郁者，并可消镕矣。

按：青皮性甚快利，有汗气虚者，当审用也。

降坠槟榔，攻坚去胀

上焦如雾如露，氤氲元气之所也，岂容横浊之物，少为搪塞乎？然有有形之搪塞，瓜蒂散所主，在上者因而越之者是也。至于无形之搪塞，越之不可，则惟从高而降坠之，如子和木香槟榔丸，用槟榔下气，助攻坚胀者是也。

按：槟榔能损真气，实证宜之，虚证勿使。

辛温厚朴，平胃调中

胃即中也，中即胃也。痰、火、气、血、湿、食挟邪府聚中宫，痞满、呕吐、嘈杂、冤烦诸证作矣。观承气汤、平胃散、消痞丸、鳖甲饮均用厚朴者，以其有泻实满、散湿满之功也。

按：厚朴脱人元气，只宜治实，未可攻虚，至于孕妇服之，纵不伤胎，而耗损真元，反致产难也。

半夏豁痰，通阴阳于脾胃

半夏除阴虚、劳损、血家、渴家、汗家禁忌之外，其主治脾肺湿痰，夫人知之者也。至于通阴通阳、能润能燥之义，但味①半夏之名，便可推及矣。盖春夏秋冬每季日各九十，二至二分正届前后各四十五日之中，季之半者也。夏至乃夏之半，半夏产焉，故因时以命名也。夏至一阴生，谓乾之初九奇变为偶，为姤②之初六。姤者，遇也。一阴初遇，阳自此消，阴从此长，界乎阴阳消长之时而产半夏，则半夏自界乎阴阳，承前可以通阳，启后可以通阴矣。通阳则燥，通阴则润。用其润以润胃肠，用其燥以燥脾阴。使燥者不终燥，胃阳中不少脾阴；润者不终润，脾阴中寓有胃阳。阴阳化化生生，消谷引食，中毂③输而四轮转。所谓通之者，和之也。故和胃和脾，推半夏为首云。

南星胜湿，破涎音前，口中液也。饮于心胸

天南星烈于半夏，故涎饮风痰，非此不除。盖痰自湿生，风因湿发，胜湿乃治风治痰之首务也。

痰属痞膜，商量芥菔

白芥子、莱菔子，皆治痰药也。痰在胁下及皮里膜外者，非芥子不能达。痰在胸次及饮食痞积者，非莱菔不能

---

① 味：玩味。

② 姤（gòu 购）：《易》卦名。六十四卦之一，卦形为巽下乾上。

③ 毂（gǔ 骨）：车轮的中心部位，周围与车辐的一端相接，中有圆孔，用以插轴。

消。韩懋①三子养亲汤懵②_{音懈}证为君，可谓商量得法矣。

气行表里，斟酌陈红

橘皮连白谓之陈皮，去白谓之橘红，其用能燥能宣，有补有泻，可升可降者也。但陈皮利于调中顺气，橘红利于发表消痰，用之者，斟酌可耳。

五味裨肺虚水涸

肺何以虚？土不生金，火又克金也。金为水母，母病子亦病矣。五味收敛肺气，有益于金，岂无益于水乎？

按：风寒停滞气逆者，惟当疏散降消。若误用五味，恐闭邪在内，能入而不能出也。

杏仁散表嗽痰浓

肺主皮毛，风府在肺，客邪犯之，生痰作嗽，非表散不可。杏仁泻肺解肌，除风散寒，使邪从皮毛风府而入者，仍从皮毛风府而出，则痰嗽自已。每见此证，混用清金降火、益气滋阴之药，闭邪不出，郁邪成火，致为劳瘵喘胀等证。岂病必难瘳？实医之大误也。

紫菀入西方，消痰止咳

西方，肺之位也。紫菀，肺之药也。以肺药治肺病，方以方合也。故肺家火燥痰咳，倚之为金玉君子也。

---

① 韩懋：明医学家、道士，字天爵，号飞霞道人，人称白飞霞，四川泸州人。有《韩氏医通》两卷行世。

② 懵（xiè 懈）：夜间的水气。

款冬行太白，救痿调痈

太白，金精也。金精，即肺气也。肺气被热所伤，罯①成痈痿，非泻热润肺不能救也。款冬最宜此证，且寒热虚实皆可施焉。

大补中兮，无非芪、术

东垣先生制补中益气汤，可谓上法乎天，下则乎人，传医门一贯之旨，俾天下万世危可持、颠可扶、同登寿域之良方也。昧者以为补药，于一切病证不敢轻用，盖惧参、芪、术、草一于补耳。宁知此方升降阴阳，调和营卫，匡正去邪，端本治末之大益乎？学者能于方中悟其气机，便于方外会得神理。况其加减诸法，最为精尽，人苟触类旁通，可以应无方之用矣。

按：黄芪不宜有热之阴虚，白术特忌无湿之血燥。谨斯二者，自当随手奏功。

真调血者，莫过归、芎

血寒则凝，血热则行。因火僭之，则为吐衄。被湿郁之，则为崩淋，或成瘀积，或作痕瘕。此皆血之不调，致生诸证也。调之之法，贵使气能摄血，血能随气通融，顺接于脏腑经脉间，则血病自除矣。芎、归，血中气药，君臣于四物汤中，虽曰补血生血，总不外调之之一法也。

---

① 罯（ǎn 俺）：覆盖。此指郁积。

按：川芎窜气，久服反致伤人；当归滑肠，滥用必然败土。用药者，能知治血须当先气，治气慎勿犯血，庶几阴阳深浅之宜，不失尺寸矣。

养血荣筋，治痹得秦艽之力

风寒湿三者着于筋骨间，使人木木然，难为动作，此痹证也。秦艽性能祛风胜湿，是以筋得荣、血得养也。

扶腰护膝，安胎纪杜仲之功

腰膝痛楚，肝肾病也。妊娠漏动，亦肝肾病也。杜仲润肝燥而补肝虚，有益于肝，即有功于肾，子能令母实耳。

苏木红花，用资经产

二药专行血分，去积生新，均系经产要剂，惟用者调停施治可耳。

泽兰益母，可治淋洪

血涌于鼻曰洪，血溺于便曰淋。一因热上干，一因热下结。但清血分，其病自止。二药体轻味苦，胥有宜焉。然二药亦女科良药也。

五灵脂，痛来即减

灵脂，肝经血分药也。其治血证，不可枚举，而心腹气血痛者，尤有效焉。

延胡索，滞者能冲

气血并行，俱不可滞，滞则筋脉失道，疼痛癥癖之病所由来也。延胡行气中血滞，行血中气滞。滞被冲行，血活气利矣。

佛手和平，鬲俞顺气

辛能散气，香能调气，既散且调，气斯顺矣。

灵仙快利，经络除恫

风为百病之长，善行数变，入于经络，则为痛风。灵仙宣疏经络，风以祛风，何其快利也。

黑枣备升腾之职

凡脏腑、经络、气血、三焦，无不听命脾胃，以壮升腾之气，以其居中州之位，而为后天之宰也。此气一虚，各无依赖，故益脾胃当更先于益肾命也。大枣，脾胃之药，俾脾胃升腾，则诸处无不升腾矣。

按：大枣甘能满中，中满证之畏药也。

乌梅收疟痢之锋

乌梅乃厥阴正药，又为脾肺血分之果，功著敛肺涩肠、涌痰消肿、清热解毒、生津止渴，不待言矣。今谓收疟痢之锋者，以久疟久痢，元气亏虚，不得不用酸收，冀其秘固耳。设若不尔，则正气日消，看看脱陷矣。至若厥阴伤寒之用乌梅丸者，亦收其欲脱之阴阳，而使之顺接也。

菟丝子三阴凝气

凝者，聚也。阳气不能凝聚，何能免于劳萃乎？菟丝子凝正阳而入三阴，有平补阴阳之功焉。

白蒺藜二目还瞳

两目瞳人，根由肾水。水不足，肝则枯，病见于肝之窍，瞳盲于肾之本。治之之法，肝肾相兼，始有裨也。蒺藜补肾补肝，可冀其瞳光还复耳。

淫羊藿断风行乙癸

乙，肝木也。癸，肾水也。冷风劳气，深入两经，以致阳不兴，阴不长，手足不仁，似痹而非痹也。羊藿入肝肾，补命门，水木中阳气得回，厥少中冷风自息。

夏枯草平疬绕喉咙

凡草木经秋乃枯，夏枯草不然，盖枯于阳，不枯于阴者也。以枯阳之药，治枯阴之疾，对待之法也。故肝虚肝火，内热结气，目珠夜痛，瘰疬绕喉，俱得以夏枯草为能事也。

知寄奴散血

金石破伤，血乘窍出，任其延流，则损肌肉、虚营卫矣。寄奴散败血而止流血，故为金疮要药。

倩①君子消虫

脾有湿热，署秽生虫。君子健脾除湿，故能消已生之虫，断未生之虫也。消之以正，何必杀之以奇乎？

---

① 倩（qiàn 欠）：请。

大腹皮入肺脾而去胀

水入肺脾，金寒土湿，气化不行，中宫痞胀，用大腹以治大腹，病与药互相取义云。

汉防己却风水以求通

脾，己土也。防己者，防护己土也。木能克土，风也。湿能溃土，水也。防己之防护己土，使热去而风不生，湿利而水不聚，防之而复通之之义也。

温者，春气温和之义也。春气温和，则万物通畅。此篇韵宗"通"字，欲读者于通畅意中，会想温和性也。

卷　四

平性凡五十品

再推药性，后汇和平

寒热温平，药之四性，既述其三，再言其一。此篇汇集云云，总推平性也。

中外协和甘草

君臣际美，中外协和，以之形容甘草，实相称也。用补则补，用泻则泻，能表能里，可降可升，且和百药以解毒，止诸痛而通经。除中满证应忌之外，见用于丸散汤煎者，十尝八九，谓之中外协和，猗与①休②哉。

调元赞化人参

调元赞化，良相之经济③也。以之仿佛人参，何其切洽乎？盖人参能回元气于无何有之乡④，此一语便足缔调元之鼎力矣。至所谓赞化者，何也？如理中、建中、益元、急救诸汤，用之以回阳；泻心、白虎、竹叶、散火诸

---

① 猗与：叹词，表示赞美。
② 休：谓美好。
③ 经济：经世济民，指治国的才干。
④ 无何有之乡：指空无所有的地方。

汤，用之以泻火。君子、补中，君之益气；养荣、归脾，佐以调营。败毒散、参苏饮，解表不难；参苓散、六和汤，和中甚捷。祛风则续命、三生，清暑则香薷、生脉。天麻、白术，仗以除痰；炙草、门冬，因之润燥。甚至甲胆、柴胡，非资其力，不足以匡扶中正也。由此观之，则赞化之功，不外乎调元之力，而调元之力，正所以成赞化之功耳。欲知人参之经济者，当于调元赞化悟之矣。

玉竹亦补中益气

补中益气，参、芪而下，可步后尘者，玉竹是也。惜其力量平缓，不能骤效。只合列之调养，未可恃为急救也。

丹参能去宿生新

宿血不去，新血不生，治血之大法也。世有补血太过，反致益瘀，滋阴不已，终必伤阳者，可胜观哉？盖痰唾盈盆，人不畏惧，以无色也。血失半盏，心甚惊慌，因见红耳。只为唯恐再见，凉剂频投，署血成瘀，久难消去。宁知伤气唾痰与伤血失血，相去不甚远乎？虽曰无形之气易补，有形之血难生。然未曾补气，何能生血？黄芪五倍于当归，名补血汤，补气生血之秘旨也，岂必朝四物而暮芎归谓之得法耶？况破物待补，必齐其龤①音阿，缺处也。不齐其龤而妄补之，痕迹难平，栒②音□缝不合。彼丹

---

① 龤（yà 轧）：器物缺损。
② 栒（sǔn 损）：钟磬架上的横木。

参为女科要药，功专去宿生新，正齐其齾，以平痕迹、合枸缝耳。

何首乌，发须色转

劳心白发，伤肾白须。养血则补心，涩精则益肾，心肾无亏，发须自保。首乌者，名其效也。

金石斛，胃肾虚停

胃有虚热而非大热，泻不可泻；肾未遗精而不强精，补勿重补。筹其当剂，盖甚难也。石斛甘淡咸平，相宜二证，乃于欲虚之际，停止虚机耳。

定恚安神，舍茯神而莫及

肝血虚则魂不守，肝气郁则恚易生。心乃肝子，因母病而子亦病矣。茯神能补心，爱其子者，悦其母也。

宁心益智，惟柏子之为能

心神肾智，上下虽分，而心含赤液，肾藏白气，水火相交，无二理也。柏子仁养心润肾，功居益智宁神。而所以益智宁神者，由香可悦脾以致之，此即黄婆妁合婴儿姹乂，去声女①之妙也。

———————————

① 黄婆妁合婴儿姹（chà 差）女：此言心肾相交均需中焦脾之牵合。黄婆指脾，婴儿指心，姹女指肾，均为道家炼丹术语。

远志主坎离既济

坎，肾水也，离，心火也。水在火上，谓之既济①，火在水上，谓之未济②，言心肾交与不交耳。远志能通肾气上达于心，使心肾交而坎离既济也。

枣仁按天火同人

天人七火，凡人五内皆同。相火寄于肝胆，肝胆虚怯，间有五志激之，中正之职，取决不下，自病胆虚不眠，或胆热好眠。及移病心子，遂液不收而汗出，君被扰而怔忡矣。枣仁专补肝胆，安其母并安其子也。母子俱安，则诸火宁息，不致有炎炎之患矣。

按：怔忡有因实痰实火者，切勿以枣仁敛之也。

磁石引金入肾

寐时肺气归宿肾位，有金水互涵之义焉。肾中水浅，不能胜火，金畏火而不归宿，水无生源，水愈亏，火愈炽矣。磁石，气能引金，重能入肾，使金水仍得互涵，金不畏火，火反畏水矣。

---

① 既济：《易》卦名。六十四卦之一，离下坎上。《易·既济》："既济，亨，小利贞，初吉终乱。"孔颖达疏："济者，济渡之名，既者，皆尽之称。万事皆济，故以既济为名。"
② 未济：《易》卦名。六十四卦之一，离上坎下。《易·未济》："象曰：火在水上，未济，君子以慎辨物居方。"高亨注："火炎在上，水浸在下，水未能灭火，是救火之功未成。"

朱砂泻热宁心

心，火脏也。火邪为病，先犯及心，求其类也。朱砂色赤属火，亦与心同类相求，辅正火泻邪火也。邪火去，正火安，心自宁矣。

赤金镇压癫邪，定肝定胆

因风热而病癫邪，因肝胆而生风热，欲镇癫邪，先平风热，欲平风热，先镇肝胆。用赤金以镇木，肝胆先宁，由是风热平而癫邪定矣。

琥珀消除瘀水，通便通淋

瘀反成淋，滞中滑也。水多不便，通处塞也。消瘀便可治淋，行水自然利便。琥珀素称通剂，于二证实有宜焉。

补肺方中阿胶、百合

阿胶补肺汤、百合固金汤，皆为金受火克、水不制火者设，补其肺，固其金，金能生水，则夫可制妻，子能救母矣。

参苓散内山药、苡仁

参苓散，健运脾胃之圣方也。二药附和其间，理土渗湿，益气涩虚，同事其事者也。至若苡仁治热，专功于脚气痛脓，山药强阴，见用于遗精带痢者，此又各尽己长，各供乃职也。

神曲，食痰可去

脾胃不和，因食生痰者有之，因痰停食者有之，当此理合补中矣。然痰食未经消去，犹未可也。故保和、健脾丸中，尝以神曲兼治之也。

山楂，痘积无存

山楂消导积滞，是其治也。又云不存痘疹，是何治欤？盖不存痘疹，亦因不存积滞而然。故此药虽不专为痘疹而设，然于痘疹剂中，则专取其散滞之功也。本草云山楂能发痘疹，发即不存之义也。何以言之？夫人病由外感而得者，必先治表。治表不克，或传经，或兼经，或一二经便止，或不已而再经，难治则死。不死者终必归于胃府，具下证则应下之，不具下证则惟调之而已，经曰以法治之者是也。其因内伤七情六郁而病者，无表可治，无经云传，脏腑之自病也。脏腑自病，只辨明在何脏腑，补泻温凉，药司证治而已，经曰有者求之者是也。至于痘之为证，虽是外感为由，莫作传经议治，纵有内伤要顾，尚无情郁之因。只为人生之初，禀父母先天，一点胎毒藏蓄于肾命之间，借流年岁气而发。其发动也，始自脏腑。脏腑发讫，便抵胃府。径过胃府，方出胃府。出得胃府，度过厥阴、少阴、太阴三阴经络，扣开少阳半里半表。出得半里半表，然后才到阳明所主之肌肉、太阳所布之营卫，凸现皮肤而成痘也。以此窥之，知胃为仓廪之官、气血之海，内通脏腑，外达经络，上接咽吸，下贯阑幽，其间府聚甚众，分明躯壳中一座出入往来之关隘也。关隘开则出入便，关隘闭则行道阻。山楂能发痘，原不在透表松肌之例，盖取其酸能截木，甘可健脾，散瘀化痰，消滞磨积，有开平胃府之用也。胃府开平，关隘何阻？是以痘之发也，可长驱而直出矣。所谓积无存，是催下阑幽，不容暂驻，以阻痘之行程。痘无存，是既开府聚，不教停留，何虑积之挂碍？然则竹笋、荸荠、大黄、牛子之类尝入痘剂者，抑亦大同而小异欤？

予村居天印之东，医寓解溪之市，身系而出路不遥，家贫而购①书莫备，既少师承，更乏友助，窘我于博学审问慎思明辨之功，蹉跎何及！但凡证药，一涉疑难，惟托案头盈尺灯火三更以极其思，惧冒昧也。如四赋之唐突古人，模糊后学，固知抱歉弥深，无所逭②避，然所以存之之意，政③欲仰质高明，冀其批教也。闲窗集至山楂，不觉沘笔④云云，一道予生平梗概耳，知我者其免颦笑⑤也可。

谷麦芽，同消胃滞

脾胃气滞，消化力微，以致水谷壅停，懒于饮食。二芽同司戊己，不但调其滞气，更可开胃健脾。

按：山楂、神曲、谷芽、麦芽固可消滞，然过服反损脾胃，起燥悬中，伤胎引噎，何莫非利中之害也！时师初

---

① 购：通"购"，购买。
② 逭（huàn 换）：逃避。
③ 政：正。
④ 沘（cǐ 词）笔：以笔蘸墨。
⑤ 颦（pín 频）笑：皱眉嗤笑。

诊表证，便戒病人勿食。而所授表剂，常见杂以山楂、神曲、谷芽、麦芽、槟、青、枳、朴等类，明是既饿且消，先伤胃气，胃气受伤，不能簇①扈②表药升散表邪，反被表邪乘伤内陷，从中暗误病人，何可胜数。犹曰：得食必复，更衣方解。甚至病者索食，家人遵医不与。此皆无识无知，同为背谬者也。独不思仲景桂枝例云热服须臾，啜稀热粥以助药力乎？况历代明医所遗医帙，未闻槁饿③之法。即或病邪盛甚，壅塞中宫，病人自会不食，不待医家、病家教之然也。

檀木香，均治心疼

心胃气痛，非止一种，然痛则未有不兼气者。檀香、木香治心胃气痛固是神捷，即别种痛，亦不妨使用之也。

香附有香，入阴中而快气

香能快气，诸香皆然。香附之香，不特快气中之气，直能快血中之气耳。时珍匹④药治疗，何尝无理？士材恐人泥用，亦是真铨⑤，是在为医者着意权衡可也。

郁金不郁，平血道以调经

名曰郁金，以其性能散郁而色且黄也。性既散郁，则

---

① 簇：围着。
② 扈（hù 户）：护卫。
③ 槁饿：谓穷困饥饿。此处作动词。
④ 匹：单独。
⑤ 铨：衡量。

相率郁滞之病都解矣，何患乎血道不平、经脉不顺耶？

剂出六和，木瓜平胃

脾胃者，六腑之总司也。脾胃一和，六腑皆和。《局方》有六和汤，而木瓜列焉，取其材以和胃和脾，正除霍乱、转筋、泻利、脚气之证也。

方裁三妙，牛膝强阴

阴，少阴肾、厥阴肝也。强阴者，使厥、少转弱为强也。厥、少转弱为强，则腰膝筋骨之病皆如失矣。东垣以牛膝配苍术、黄柏，名三妙散，主治痿躄，虽曰下部引经，实为阳明立法也。

萆薢去风，下补骨筋之虚痹

肝肾空虚，虚则善受，风湿得以乘之，病筋骨成痿痹矣。萆薢祛风胜湿，且又补虚，故牛膝丸、煨肾丸、史公①、易老②诸方皆取用也。

加皮胜湿，内坚羸缓而益精

羸缓者，节脉尪羸③缓纵之病也，乃因肝有邪风，肾有妄水，二脏不得其养以致之耳。加皮坚骨益精，更除风

① 史公：指"史国公万病无忧药酒方"，出自明·万表《万氏家抄方·卷一》。

② 易老：指"易老天麻丸"，为《景岳全书·卷五十四》引《素问病机气宜保命集·卷中》"天麻丸"之异名。

③ 尪（wāng 汪）羸：瘦弱。

水，是以《千金》合末，王纶①浸酒，端②其治也。

全蝎治㖞斜③抽掣

㖞斜抽掣，风之燥毒，中及肝筋矣。全蝎以毒攻毒，胜其所胜也。

僵蚕调惊急瘢痕

惊急者，风之形也；瘢痕者，血之晕也。僵蚕有清化之资，使二证亦从而清化矣。

益血龟胶，养阴资智

龟乃甲虫之长，能通任脉，寿而至灵者也。筮之能卜吉凶，服之可益心肾。故大造丸、二仙膏、补天丸、枕中丹，或君之，或臣之也。

入肝鳖甲，止疟除蒸

劳瘦、骨蒸、温疟、疟母，肝经病也。鳖甲大补厥阴，所以应扶羸丸、黄芪散之制义也。

椿白皮去陈痰，还能断下

肺胃之陈痰，燥湿则去；大肠之久痢，收脱则止。椿皮苦燥宿痰，匿者搜之，涩收虚痢，滑者塞之也。

---

① 王纶：明代医学家。字汝言，号节斋，慈溪（今属浙江）人。撰《明医杂著》六卷、《本草集要》八卷等。

② 端：都。

③ 㖞（wāi 歪）斜：歪斜不正。

诃子肉收脱陷，且又开音

痢久必虚，虚则生寒，寒则阳气衰，阳气衰则有脱陷之患矣。肺气耗散，则金不生水，水无生源，则系舌本、循喉咙之经脉缩，经脉缩，则音不出矣。二证急需收涩之剂以救之也。古有养脏诃子散、清音诃子汤，盖为此耳。

郁李破大肠气滞

大肠本属燥金，再兼气滞，遂成闭结。郁李润而破之，塞因通用也。

桃仁攻血室瘀凝

冲脉乃藏血之所，谓之血室。血室有瘀，应当消去，所以内证有元戎四物汤也。至于伤寒热入血室，则有小柴胡以和之。见蓄血证者，则有抵当汤、桃核承气汤以攻之矣。

按：桃仁固可去瘀血，不足而有瘀者未可用也。古人气血多实，故宋元代前尚任抵当。今又相隔千年，受气渐薄，又地有高下燥湿，而禀赋之坚脆因之，即用桃核承气，犹当审之又审也。

木贼除膜退翳

目生膜翳，目不明矣。此风火迸肝胆，脏腑传窍为目病也。木贼有贼木之技，贼去木中风火，则膜翳可退除矣。

蒙花开眼还睛

肝经气血皆燥，眼生赤脉、青盲，且多眵泪也。蒙花甘寒而润，蒙以治矇，被矇之睛自当还复也。

银柴胡每为劳疰去火

劳疰之火，升难骤升，散难力散，不得已而有银柴胡焉。盖取其轻扬之力，以为升散耳。

枇杷叶何难咳渴生津

咳与渴，肺、胃之火也。火愈盛，津愈枯矣。枇杷叶清肺和胃，降火生津，治咳与渴，非难事也。

热嗽却宜百部

肺喜清凉，不宜燥热，燥热则嗽，润之者，治之一端也。百部功居润泽，不亦宜乎？

火痰试用兜铃

气有余便是火，火有余便是痰，气、火、痰，三而一者也。肺金病此，只索标去三者，肺自安矣。如人被殴，苟欲救之，且勿顾被殴之人，但执去殴人之人，则被殴者自然解脱也。兜铃治肺病，乃执去殴人之人耳。

循服柿干而去噎

反胃噎膈，治法极多，何以鲜效？岂尽药饵无灵？只缘人不耐性耳。如柿干之生津化痰，健脾润肺，与反胃噎膈大相合宜，苟能循循守服，未必无功。试问生津化痰、健脾润肺八字之外，治反胃噎膈者，另有法乎？

烧求荆沥以除惊

惊风发于仓卒，暴悍病也。如不定之，惊者固惊，不惊者亦惊矣。烧荆取沥而治惊风，乃责其开经络、行气血、除火热、化痰涎之速效也。

通肾莲须，自泄遗而易止

莲杆中空，气通上下，有心肾相贯之义焉。须在瓣心，最得清气。以莲心之清气益人心之清气，则一切痴因妄想以致滑泄者，皈依清化而自止矣。至莲子生于莲须、莲心之中，颇具心火生土之象，故莲子备甘温之性，特健脾也。

固精芡实，何浊带之难禁

精出于肾，小便出于膀胱，若非脾不治水，湿热犯下，何致有浊带与小便不禁之证乎？芡实茎在水中，根生泥内，固肾益精，补脾去湿，盖其意也。取药之意治病之意，宁无效乎？

牡蛎软坚，化痰消核

痰核坚硬，乃气血凝滞结成。欲其消化而用牡蛎者，以牡蛎味咸质劲，无雌有雄，可制胜也。盖咸能软坚，劲能制硬，雄具阴象之药，正合雌伏阳象之病耳。外此则又涩肠收脱，有裨于带痢遗精，而补水益虚，不难于劳烦嗽汗也。

决明揭翳，扫障推尘

目有盲翳，如障如尘，是皆风热所致，何由治疗？一揭盲翳，如推扫障尘乎。惟决明能除风热，足以任之。服之决然明爽，所以名决明也。

葶苈，逐水而救急

水气之病，原有缓急不同。急来者，使之急去可也。葶苈行水，性急，故肺与膀胱水气积急者所急需也。

冬葵，开窍以通堙①

周身内外，气血津液，皆有窍通，不相关格者也。一旦病气阻滞，纵横于脏腑之间，关者关，格者格矣。冬葵乃滑利之药，使气道无阻，津液自通也。

牛膝杜生，蛾痹好图速效

乳蛾、喉痹，痰火上凝，非常之急证也，平缓之药不足济之。杜牛膝泻火吐痰，破血解毒，治蛾、痹捣汁灌之，实神效焉。

茯苓土产，疮疡即用治平

不湿不热，不成疮疡，治疮疡不去湿热，徒事敷搽，欲速不达者也。土茯苓或合剂，或代茶，为湿热计，斯亦治平之善法也。

此篇起结皆平，中联亦叶此韵，可使读者于平中着想也。

---

① 堙（yīn 阴）：堵塞。

跋 一

李君襄浥,奇士也。幼习举子业,以授徒自给,然豪迈不羁,好宾客,广交游,议论风生,率尝屈其坐人。兼泛滥①百家,医卜星相,诗词书画,每见辄学,每学辄成,盖其天资颖悟,视世无难能之事,大率类此。既乃摒弃一切,专攻轩岐,举凡所以务帖括②,攻伎能③,精神智虑④悉约⑤而归之于医。往者尝见其所著《医家二十四则》,深叹其仁心为质⑥,尤冀其术之精也。则以范文正之心行卢越人之术,其所利济,良非偶然。数年来阅历益广,会悟益深,而矢志益笃。余闻其家人云:日出治病,夜归阅方书,狼藉满案,秉烛夜半常三易。跋云:今复辱示斯作。即其名思,其义用,见李君之术愈精而心愈下也。余未知医,观所论著,未必深晓,然即其笔墨所到,一片悟机,真有鬼神与通之妙,叹服不能已已,因缀数语而归之。

里人毅斋赵惠拜书

---

① 泛滥:谓博览而沉浸其中。
② 帖括:泛指科举文章。
③ 伎能:指医术。
④ 智虑:智慧和谋略。
⑤ 约:约束。
⑥ 质:淳朴。

跋　二

　　天下可疑之事正多，善问之人甚少，圣人以疑思问教天下，可不勉哉？今李子业医有年，功效素著，既以心得笔之于书，固无所疑而不必问矣。乃犹兢惕自持，不敢自信，而颜其集曰"思问"，诚谦以求益之本念也。彼天下怀可疑而不善问者，疑因《思问集》而问思问之人矣。批阅之下，予不禁以圣人之言属李子曰：善哉问。

凌虚道人跋

校注后记

《淑景堂改订注释寒热温平药性赋》为清代医家李文锦所撰，共四卷，两万余字，系在金·李杲《珍珠囊药性赋》基础上改订增补而成，载药228种。本书选药精审，通篇押韵，注释简明，易于记诵，便于初学，是一部通俗易晓的本草入门书。此次整理以清乾隆四十一年丙申（1776）三多斋刻《伤寒论句解》本为底本。

一、作者及生平事迹

1. 字号籍贯

《伤寒论句解》一书，据《中国中医古籍总目》记载，其作者李文锦，字襄浥。经查《中医人物词典》《中医人名辞典》《中国历代医家传录》《中国人名大辞典》《中国历代人名大辞典》《清人室名别称字号索引》《历代人物年里碑传综表》等工具书及《清史稿》《历代史志书目著录医籍汇考》《中国分省医籍考》等史志书目，未发现任何有关李文锦及其著述的记载。

通过对原书的详细研读，笔者找到了一些与李文锦生平、籍贯相关的信息：

此书作者自序之末，署名下有两枚阳文方印，上一枚印文为"家在许村"，下一枚印文为"堂名淑景"。此书卷一书名之左，作者署名为"金陵上邑天印山阳　治庵李文锦襄沔氏辑著"。由此可以判断，李文锦，字襄沔，号治庵、淑景堂主人，系金陵（今南京）人，家住金陵天印山南的许村。

2. 生卒年代

李文锦在自序中说"弱冠受业于秫陵镇王元音夫子，文艺粗成。三试不售，为家长贫，举业之志遂寝，比惟日谋升合，暇则涉情杂览。乾隆戊午邂近周易斋、周正庵两先生，请其天星地舆、推卜遁选之教，稍悉阴阳五行之义"。由上可知，李文锦弱冠习儒，其后"三试不售"，参加了三次乡试（每三年一次）都未中举，书末赵惠跋中谓其"幼习举子业，以授徒自给"，直到乾隆戊午年（1738）从周易斋、周正庵二人习"天星地舆、推卜遁选"之学。据常理推测，从弱冠习儒、三试不售、授徒自给到从师习星象堪舆卜筮之学，约10年。由此推知，李氏生年大约在乾隆戊午年（1738）前约30年，约为1708年，即康熙四十七年前后。

李氏具体卒年不详。1738年时，其已年逾三十甚或更长，若至1795年（乾隆在位最后一年）则已年逾八旬甚至更长，按照古人的平均寿命这并不多见，故笔者认为李氏约卒于乾隆朝末期。

3. 著述

《伤寒论句解》包括《医圣张仲景伤寒杂病论淑景堂亲解》（又名《伤寒论亲解》）14卷和《思问集》7卷。

前书为李氏注释发挥《伤寒论》之作，后书又包含了《淑景堂改订注释寒热温平药性赋》4 卷、《淑景堂脊医杂著》1 卷、《医药箴言》1 卷、《淑景堂医药集案》1 卷。《药性赋》为本草歌诀，《脊医杂著》为医论著作，《医药箴言》为名言摘录，《医药集案》为医案著作。

此外，据《伤寒论句解》赵惠跋，李文锦尚著有《医家二十四则》一书，具体内容不详。

4. 李氏其人

在清代，李文锦并非声名显赫之辈，其著述亦流传不广，但从《伤寒论句解》一书来看，李氏当是一位博学多识、博采众长、不慕名利、追求真知的医家，也是一位医术医德俱佳的医者。

书末赵惠跋云李氏"豪迈不羁，好宾客，广交游，议论风生，率尝屈其坐人。兼泛滥百家，医卜星相，诗词书画，每见辄学，每学辄成……既乃摒弃一切，专攻轩岐，举凡所以务帖括，攻伎能，精神智虑悉约而归之于医"。可见其颇有天赋，兴趣广泛，博学多识，以其聪明才智，又能潜心医学，自然有所成就。

李氏著作能够"汇萃群言，自抒心得"，"遵守仲景之律而博贯刘李诸家之说"，"不惮二十年之精神力量，尊师仲景，采辑诸家，手著有《伤寒论亲解》并《思问集》"，可见其对于医学能够做到博采众长，融会贯通，虽有所偏重但不废诸家。

李氏虽然医术"近远固获知名"，但"终不倩药囊求富者"，因为他自认"性鲁直，不屑彼口给技耳"，故而"蓬荜萧萧，贫不自给"，"几不免于憔悴而危殆矣"。可见其不慕名利，安贫乐道，不炫技渔利。

李文锦之侄李正明在《伤寒论亲解》李氏自序后的附言中特别指出其座右铭曰"宁可识病而不能医，不可能医而不识病"，"识病而不能医，真也诚也，能医而不识病，诡也谲也"，足证其"居心戒慎，不愿为医者强不知以为知，误人轻病致重，重病致死"，这又让我们看到了李氏追求医学真知的坚定志向和实事求是的科学态度。

二、成书及刻印时间

根据《中国中医古籍总目》的记载，现藏于中国国家图书馆（古籍馆）的《伤寒论句解》为清乾隆二十九年（1764）三多斋刻本，具体如下：

"00713　伤寒论句解　　［1764］

（清）李文锦（襄湄）撰

子目

（1）医圣张仲景伤寒杂病论十四卷（清）李文锦辑

（2）淑景堂考订注解寒热温平药性赋七卷（清）李文锦撰"。

但笔者在整理过程中发现这一记载有误：①《伤寒论句解》包括《医圣张仲景伤寒杂病论淑景堂亲解》（或称《伤寒论亲解》《伤寒亲解》）和《思问集》。《淑景堂改订注释寒热温平药性赋》（或称《淑景堂改订珍珠囊药性赋》《寒热温平药性四赋》）只是《思问集》的前4卷。《总目》记载不确；②《伤寒论亲解》和《思问集》的成书时间是不同的，《总目》记载不确。

《淑景堂改订注释寒热温平药性赋》为《思问集》的前4卷，李文锦撰"淑景堂改订珍珠囊药性赋序"的时间是乾隆二十九年（1764），意即《淑景堂改订注释寒热温平药性赋》4卷作于1764年。查《医圣张仲景伤寒杂病论淑景堂亲解》（《伤寒论句解》的前14卷）卷首目录最后附有"思问集寒热温平药性四赋卷上""思问集杂著箴言病案卷下"的标题，可见《淑景堂改订注释寒热温平药性赋》《淑景堂脊医杂著》《医药箴言》《淑景堂医药集案》均是作为《思问集》一书的组成部分的，而且在《思问集》的3篇序言中，李文锦自序是为《淑景堂改订珍珠囊药性赋》而作，孙洙序中只提及《思问集》一书，王蘅序中虽然提及《箴言》《集案》，但论述的主要内容依然是《思问集》，且《脊医杂著》《医药箴言》《医药集案》无单独书序。书序之作，必然于书籍完成之后，可见孙洙序和王蘅序的写作时间就是《思问集》全书的完成时间——乾隆乙酉年，即公元1765年。

作为《伤寒论句解》一书主体的《医圣张仲景伤寒杂病论淑景堂亲解》的成书时间应晚于《思问集》。考该书前有5篇序，即夏成位序、王蘅序、李文锦序、孙大田序、李文锦自序，后有 1 篇汪沁"后说"。其中有明确日期的为 4 篇：王蘅序作于乾隆三十三年（1768），李文锦序作于"乾隆戊子"亦即乾隆三十三年，孙大田序作于乾隆四十一年丙申（1776），汪沁后说作于乾隆己丑（1769）。据此推测：《医圣张仲景伤寒杂病论淑景堂亲解》一书应完成于最早的序言撰写之时，即公元 1768 年，而现藏国家图书馆的这部《伤寒论句解》的刻印时间应该是最后一篇序言的完成时间，即公元 1776 年。

三、《淑景堂改订注释寒热温平药性赋》一书的由来

《珍珠囊补遗药性赋》（以下简称《珍珠囊药性赋》）一书，为金代李杲在其师张元素著作《珍珠囊》的基础上深入研究并不断完善而写成，书中的总赋部分，可谓对《神农本草经》的深入揭示和阐发，详《本经》所未言。

《淑景堂改订注释寒热温平药性赋》（以下简称《淑景堂药性赋》）四卷，系清代医家李文锦所撰。李文锦，字襄浥，号治庵、淑景堂主人，金陵人，约生于康熙朝末期，卒于乾隆朝末期。据李氏自述："世传《珍珠囊寒热温平药性四赋》，学医者宗之，以为东垣先生书。夫东垣先生，旷代名儒，医林硕望，著作种种，胥奉鼎彝，而是赋中句读声韵聱人齿牙，转折起承滋人拟议，抑何与先生著作迥不侔也？岂其代远年湮，好事者李代桃僵，自用者佛头狗尾，借先生名以相炫欤？"由于音韵和行文均存在

缺陷，且"所载之药冷僻维多，科律不次"，在实用性和编排方面也不完善，所以李氏对《珍珠囊药性赋》是否李东垣之著作提出了疑问。同时，为了有益后学，他"因不自揣，仍其四赋"，仿照李杲《珍珠囊药性赋·总赋》寒热温平四赋的体例，"按韵以和声，选味以利用"，从押韵的角度行文，从实用的角度选药，做到"纲列句中，目详注下"，条理井然，"俾读者因浅求深、由近及远之有道焉"，可以使初学本草者有一个更为简洁、清晰、准确的读本。这就是李氏撰写本书的初衷。

四、学术思想浅析

《淑景堂改订注释寒热温平药性赋》内容甚少，在此仅就本书与《珍珠囊药性赋》进行比较，探讨其内容异同，推测作者学术特点。

据《淑景堂药性赋》凡例记载，全书收药220种，经统计实为228种，分寒性药、热性药、温性药、平性药四赋，以韵文的形式简述各药功能主治，其后附有长短不一的注释。书名为"改订注释"，可见在原《珍珠囊药性赋》的基础上是有改动的。我们将其与《珍珠囊药性赋·总赋》内容相比照，发现不同之处甚多：一是将药物种类和具体药物名目进行了调整，以临床实用为取舍标准，删去《珍珠囊药性赋》所载部分冷僻少用药物，补入部分后世常用药物；二是每条韵文之后增加了注释，其注文或繁或简，多以方证药，突出了实用性，因此颇切合临床。以下将二书内容的异同点做一比较，借此对二书药性认识的差异乃至学术思想的不同做一管窥。

（一）《淑景堂药性赋》与《珍珠囊药性赋》的比较

1. 二书药物整体比较

《淑景堂药性赋》共收药 228 种，其中寒性药 84 种（占药物总数的 36.84%）、热性药 40 种（占药物总数的 17.54%）、温性药 50 种（占药物总数的 21.93%）、平性药 54 种（占药物总数的 23.68%）。其中寒性药的种数明显高于其他三类，而热性药的种数则明显少于其他三类。

《珍珠囊药性赋》共收药 248 种，其中寒性药 66 种（占药物总数的 26.61%）、热性药 60 种（24.19%）、温性药 54 种（21.77%）、平性药 68 种（27.42%）。四类药物的种数相差不大。

2. 寒性药比较

《珍珠囊药性赋》载药 66 种，《淑景堂药性赋》载药 84 种，其中相同的 51 种，不同的药物有两种情况：①二书均载但归类不同的有 11 种。《珍珠囊药性赋》中代赭石、禹余粮为热性，淡豆豉、赤石脂为温性，牛蒡子、连翘、赤茯苓、白茯苓、猪苓、桑白皮、龙骨为平性，而在《淑景堂药性赋》中这些药物均归寒性。②仅一书有载。《珍珠囊药性赋》中有腻粉、金箔、贯众、白鲜皮、淡竹叶、槐花共 6 种，《淑景堂药性赋》则有蝉蜕、钩藤、紫草、银花、龙胆、灯心草、通草、荷叶、芦根、罂粟壳、苎麻根、茜草、萹蓄、公英、大戟、芫花、甘遂、牛黄、荸荠、西瓜、梨共 21 种。

可以看出：李氏新增收了 21 种性寒的药物；《珍珠囊药性赋》原收的 6 种寒性药物被李氏删除；将代赭石等 4 种《珍珠囊药性赋》归为热性、温性的药物调整为寒性，这在药性认识上属于根本性变化，值得注意；将牛蒡子等 7 种《珍珠囊药性赋》归为平性的药物调整为寒性，这属于药性的微调。

3. 热性药比较

《珍珠囊药性赋》载药 60 种，《淑景堂药性赋》载药 40 种，其中相同的 22 种，不同的药物有两种情况：①二书均载但归类不同的有 11 种。《珍珠囊药性赋》中羌活、肉豆蔻、益智仁、小茴香、艾叶、苏子、骨碎补、补骨脂、巴戟天为温性，三棱、没药为平性，而在《淑景堂药性赋》中这些药物均归热性。②仅一书有载。《珍珠囊药性赋》中有荜茇、腽肭脐、川乌、天雄、胡芦巴、生卷柏、良姜、胡椒、秦椒、灵砂、荜澄茄、红豆蔻、干漆、鹿角、米醋、紫苏、麝香、麒麟竭、麋茸、乌贼骨、鹿角胶、白花蛇、乌梢蛇、巴豆、白石英、鲫鱼共 26 种，《淑景堂药性赋》则有葱白、草豆蔻、柿蒂、枸杞子、胡桃共 5 种。

可以看出：李氏新增收了 5 种性热的药物；《珍珠囊药性赋》原收的 26 种热性药物被李氏删除，其中不乏川乌、良姜、胡椒、鹿角、紫苏、麝香、乌贼骨等并不稀见的药物；将羌活等9种《珍珠囊药性赋》归为温性的药物调整为热性，原归平性的三棱、没药调整为热性，这属于药性的微调。

4. 温性药比较

《珍珠囊药性赋》载药54种，《淑景堂药性赋》载药50种，其中相同的20种，不同的药物有两种情况：①二书均载但归类不同的有18种。《珍珠囊药性赋》中升麻、淫羊藿为寒性，扁豆、乌药、厚朴、橘皮、五味子、当归、白术、川芎、五灵脂为热性，青皮、南星、天麻、大枣、乌梅、白蒺藜、大腹皮为平性，而在《淑景堂药性赋》中这些药物均归温性。②仅一书有载。《珍珠囊药性赋》中有萝卜、钟乳粉、青盐、阳起石、茵芋叶、草果、抚芎、何首乌、姜黄、仙茅、紫石英、橘核、金樱子、大小蓟、麻仁、狗脊、马蔺花共17种，《淑景堂药性赋》则有香薷、蔓荆子、辛夷、苍耳子、白芥子、莱菔子、橘红、苏木、泽兰、益母草、佛手、夏枯草、使君子共13种。

可以看出：李氏新增收了13种性温的药物；《珍珠囊药性赋》原收的17种温性药物被李氏删除，其中不乏何首乌、姜黄、仙茅、橘核、金樱子、大小蓟、麻仁、狗脊等并不稀见的药物；将扁豆等9种《珍珠囊药性赋》归为热性的药物和青皮等7种归为平性的药物调整为温性，这属于药性的微调；将升麻、淫羊藿 2 种《珍珠囊药性赋》归为寒性的药物调整为温性，这属于药性的根本性调整。

5. 平性药比较

《珍珠囊药性赋》载药 68 种，《淑景堂药性赋》载药 54 种，其中相同的 25 种，不同的药物有两种情况：①二书均载但归类不同的有 13 种。《珍珠囊药性赋》中香附、薏苡仁、马兜铃、百部、牡蛎、葶苈为寒性，檀香为热性，何首乌、阿胶、山药、木香、木瓜、诃子为温性，而在《淑景堂药性赋》中这些药物均归平性。②仅一书有载。《珍珠囊药性赋》中有硼砂、龙齿、花蕊石、商陆、覆盆子、甘松、蒲黄、没石、皂角、桑螵蛸、鸭头血、蛤蚧、桑寄生、大腹子、小草、木通、莲肉、小麦、白附子、安息香、冬瓜仁、赤小豆、石楠叶、阿魏、紫河车、竹沥共 26 种，《淑景堂药性赋》则有玉竹、丹参、磁石、赤金、山楂、郁金、萆薢、密蒙花、银柴胡、柿干、荆沥、莲须、冬葵、杜牛膝、土茯苓共 15 种。

可以看出：李氏新增收了 15 种性平的药物；《珍珠囊药性赋》原收的 26 种平性药物被李氏删除；将香附等 13 种《珍珠囊药性赋》归为寒性、热性、温性的药物调整为平性，这属于药性的微调。

（二）学术思想

1. "有名无实"的《淑景堂药性赋》

通过以上统计，《淑景堂药性赋》与《珍珠囊药性赋》

中完全一致（二书均收且药性归类一致）的药物共118种，占全部228种药物的52%，其余48%计110种药物均与《珍珠囊药性赋》不同：其中54种药物《珍珠囊药性赋》未载，纯为李氏自行选入；56种药物《珍珠囊药性赋》虽有收载，但李氏对其药性进行了修订，由此可见李氏所做增订工作是比较大的，其书虽名为"改订注释"，其实等于只是借用了"药性赋"这一名称和它的编写形式，内容完全是李氏另起炉灶、独立撰就的，与《珍珠囊药性赋》可以说没有太多的继承关系。

2. 以实用性作为增减药物的标准

《珍珠囊药性赋》虽然收药仅248种，但其中不少药物较为生僻，如腻粉、金箔、腽肭脐、天雄、青盐、茵芋叶、马蔺花、红豆蔻、干漆、没石、皂角、鸭头血等，李氏对此均进行了扬弃，补入了后世常用而此书未载的蝉蜕、钩藤、紫草、银花、龙胆、灯心草、通草、荷叶、芦根、罂粟壳、苎麻根、茜草、萹蓄、公英、香薷、蔓荆子、辛夷、苍耳子、白芥子、莱菔子、橘红、苏木、泽兰、益母草、佛手、夏枯草等药物并进行了注释，这是非常值得肯定的，李氏此举无疑是根据当时的临床用药习惯进行的取舍，是以临床实用性作为标准的。

3. 药物增减、药性调整显示了作者的用药习惯及地域、时代的影响

《珍珠囊药性赋》共收药248种，四类药物的种数相

差不大；《淑景堂药性赋》收药228种，其中寒性药的种数明显高于其他三类，而热性药的种数则明显少于其他三类，寒性药种数为热性药的2倍多。

《淑景堂药性赋》与《珍珠囊药性赋》相比，四类药物种数的变化是：寒性药增收21种，删除6种；热性药增收5种，删除26种；温性药增收13种，删除17种；平性药增收15种，删除26种。增补药物与删除药物相抵，很明显能看出，只有寒性药的种数增加了，热性、温性、平性药物种数均有所减少，其中热性药减少最多。

在药性的调整方面，李氏共调整了53种药物，其中多数为微调，如将原归平性的牛蒡子、连翘、桑白皮调整为寒性，原归热性的扁豆、乌药、厚朴、橘皮、五味子、当归、白术、川芎、五灵脂和原归平性的青皮、南星、大枣、乌梅、大腹皮调整为温性等，这无疑都是准确的，反映了李氏对于药性的准确把握。甚至李氏还将《珍珠囊药性赋》原归为热性的代赭石、禹余粮和原归为温性的淡豆豉、赤石脂均纳入了寒性药的范畴，且不论这种归类是否准确，通过这种分类，我们起码能够看出李氏对于寒性药是何等重视，由此或许也可以推断出其在临床诊疗中也是善于应用寒性药的。

李氏生活于清代康乾时期，其时略晚于温病学派的两位名家叶桂（1667—1746）和薛雪（1681—1770），家居金陵，身处温病学发源与兴盛的江浙地区，其用药习惯及对药性的认识不可能不受到地域和时代的影响，所以虽然从现存各类资料中并未找到有关李氏的介绍，根据以上分析，我们或许能推知他也是清代温病学派发展过程中一位擅用寒凉药物的地方医家。

总 书 目

本　　草

IV